# 再発させない がん治療

～中国医学の効果～

小髙修司 著

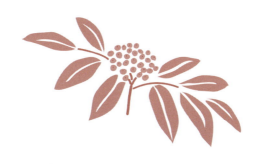

東洋学術出版社

# はじめに

　いまや日本人の半分はがんに罹り，3分の1はがんで死ぬ時代になってしまいました。ついこの前までは3分の1ががんに罹るといわれていたのに，急速な増加率です。
　なぜ，これほどまでにがんが増えているのでしょうか？
　特殊なものを除いて，ほとんどのがんは遺伝とは関係ありません。家族にがんの方が多く出るとすれば，それは生活習慣が似ていることが原因です。そうなのです，がんは「生活習慣病」というべきなのです。
　したがって，現代日本でこれほどがんに罹る方が急速に増えてきているということは，多くの日本人の生活習慣が誤っているといえます。具体的な問題点は本論のなかで順々に述べていきます。
　近年，セカンドオピニオンを活用することが広まり，自分の受けている医療が的確なものかどうか，より良い医療を求める風潮が盛んになり，大いに結構なことだと思います。しかしその多くは，当然ながらというべきか，同じ領域の治療経験が豊富な専門医，つまり同じ西洋医学の範疇で意見を聞くものがほとんどでしょう。私は西洋医学だけでなく，東洋医学などより広範な知識を持つ方が相談者になるべきだと考えています。
　とはいっても，東洋医学の専門知識，それもがん治療に関わるものを持っている方というのは，現在の日本にはほとんどいないのですから，現実にはなかなか難しい話です。現在，大学医学部の教育のなかに，東洋医学の講座が含まれるようになっているので，将来はこういった専門知識を持った医師が増えてくることに期待したいと思います。
　私は中国医学の専門医，それもがん患者を多く診るようになってからすでに20年を超えます。そこで本論に入る前に，中国医学が一体どれ

ほどがん医療に貢献できるのかを話しておきたいと思います。ただし西洋医学がよく行う治療成績を統計として処理すること（EBM といわれる実証主義）は，中国医学の場合あまり意味がないと考えています。なぜなら，同じ病名・進行度であっても，人間にはすべて個体差があり，中国医学はその個性を際立たせ，そこを見て治療を行うという特色があるからです。

したがって，本論のなかでがんに対する東洋医学の基本的な考えを述べ，さらに種々のがん症例を呈示していきますが，同じ病気であってもその治療法がそのまますべての患者に当てはまるものではないとお考えいただきたいと思います。

私の経験では，手術後に「これでがんはきれいに取れましたよ。ひと安心ですね」と主治医に言われた患者さんで，術前もしくは術後あまり時間が経過しないうちに当院を受診し治療を始めた場合，ほぼ再発を防ぐことができます。ただしこちらが指摘した従来の誤った生活習慣を見直し，正しい生活をしていただき，きちんと服薬してもらうことが必要条件です。

通常のがんの場合，「5年生存率」という言葉があるように，初回治療後5年間再発転移がなければ，そのがんは治ったものとみなせますが，私は特にはじめの2年間が重要だと考えています。これを過ぎれば当院の治療薬も従来よりも種類を減らしたり，薄めて服用したりすることも可能になります。

次に腫瘍マーカーが上がってきて，どこかに再発転移が疑われる状況にある場合ですが，CT・MRI・エコー・シンチなどでも再発部位が明らかにならないときであっても，当院の治療で腫瘍マーカーの数値が下がっていくようならば，順調な経過をとることも可能です。

最も問題なのは，初回治療でがんはなくなったと言われたにもかかわらず，誤った生活習慣を従来のまま続け，数年後に再発転移が明らかになった場合や，さらにはがんが発見された時点ですでに遠隔転移がみ

# はじめに

られるいわゆるステージⅣの状態で当院を受診された患者さんの場合，完璧に治すことはできないと思います。ただ，西洋医学で予想される以上に延命に寄与したり，QOL（生活の質）を向上させたりすることはできます。

これは私の治療技術が未熟なせいですから，今後とも日々治療成績の向上に向けて努力して，近い将来にはいま以上に治療成績を上げることを誓いたいと思います。

話は変わりますが，近年，うつ病になる人が増え，しかも自殺に走る方がかなりの数にのぼっており，社会問題になっています。うつ病ほどでなくても，情緒不安定で，不安感を覚える方は非常に多いようですし，もちろんがん患者さんは，常に再発の不安を抱いている方がほとんどです。誰しも時には情緒不安定になることがあるものですが，かつての日本人は大事にならないうちに平常心を回復することができました。しかし，どうも近年はうまくブレーキを掛けることができず突っ走ってしまったり，向精神薬を用いたりしてもなかなかうまく社会復帰できない人が増えているようです。

中国医学の考えでは，心身ともに正常に活動するためには，エネルギー源となる「気」の量が充分にあり，しかもその流れがスムーズであることが必要です。現代の日本人は全般的に，この気の量が不足し，流れも滞りがちであることが様々な問題を引き起こしていると思いますし，もちろんこれが身心の脆弱さの原因でもあります。

本書では，がんをメインテーマとして取り上げながら，現代の日本人が抱える幅広い問題についてもあわせて考えていきたいと思います。がんの予防法は他の疾患の予防法にもつながると考えるからです。

それでは本論に入っていきましょう。

# 目　次

はじめに ………………………………………………………………… ⅰ

## 総　論

### 第1章　中国医学への道と修練 ……………………………… 3

中国医学との出合い ………………………………………………… 3
充分な生薬を使いたくてクリニックを開業 ……………………… 6
　Column　張炳厚老師 ……………………………………………… 7

### 第2章　問題となる生活習慣とは何か ……………………… 9

発がんのポイントは「がん幹細胞」 ……………………………… 9
がんの危険性を低下させるには毎日の生活改善がポイント …… 11
「冷え」がいかに重要な病因であるか …………………………… 12
五味のバランス ……………………………………………………… 15
上手な気晴らしはどのようにするか ……………………………… 18

### 第3章　現代のがん治療の問題点 …………………………… 21

がんが「全身の病」であることが忘れられている ……………… 22
三大療法の問題点 …………………………………………………… 23
免疫療法には個々に応じた対応が必要 …………………………… 26
「がん告知」の考え方が乱用されている ………………………… 28

第4章　中国医学だからオーダーメイド治療ができる……… 31

　　日本の東洋医学には3つの流れがある ……………………… 31
　　健康の基本は陰陽五行のバランス …………………………… 34
　　オーダーメイドの処方が行われる中国医学 ………………… 40

第5章　統合医学によるがん治療の根本は
　　　　自己治癒力の向上 ……………… 43

　　統合医療とは ……………………………………………………… 43
　　気・血・津液を補うことと流れを改善することが問題 …… 45
　　気・血・津液の流れの改善状況に合わせて投薬 …………… 47
　　コタカ式がん治療の中心となる三者併用療法 ……………… 48
　　 Column  中医火神派 ……………………………………………… 49
　　刻々と変化する証と処方 ………………………………………… 52
　　QOLの面からも効果は歴然 …………………………………… 53
　　食事療法の考え方も西洋医学とは大きな差 ………………… 55

第6章　「なぜがんになったか」を考えた弁証論治の実際 … 57

# 各　論

第1章　用薬法の基本方針 ……………………………………… 61

　　基本的な治療方針 ………………………………………………… 61
　　再発不安への対処 ………………………………………………… 64
　　 Column  日常生活で問題になる睡眠と便秘に対する対処法 ……… 65
　　舌診と脈診の実際　〜症例を読むにあたって〜 …………… 66

Column　服薬法 …………………………………………………… 71

## 第2章　上部消化器がん ………………………………… 73

概況 ……………………………………………………………… 73
KEYとなる生薬——木鼈子 …………………………………… 74
　　　Column　李可老師 ……………………………………… 75
症例1　胃がん（ステージⅣ） ………………………………… 76
症例2　噴門がん（胃食道接合部）（ステージⅠA） ………… 77

## 第3章　乳がん ……………………………………………… 81

概況 ……………………………………………………………… 81
KEYとなる処方——「乳C方」 ……………………………… 82
症例1　乳がん（ステージⅢB） ……………………………… 83
　　　Column　劉炳凡老師 …………………………………… 85
症例2　乳がん（ステージⅣ） ………………………………… 86

## 第4章　肺がん ……………………………………………… 91

概況 ……………………………………………………………… 91
KEYとなる生薬——半枝蓮 …………………………………… 92
症例1　肺がん（ステージⅡB） ……………………………… 92
症例2　肺がん（ステージⅠB） ……………………………… 94
症例3　肺がん（ステージⅣ） ………………………………… 98

## 第5章　大腸がん ………………………………………… 101

概況 …………………………………………………………… 101
KEYとなる生薬——白花蛇舌草 …………………………… 102
症例1　虫垂がん（ステージⅢa） …………………………… 103
症例2　直腸がん（肺および肝臓に転移）（ステージⅣ） ……… 106

## 第6章　婦人科がん　113

概況　113
KEYとなる生薬──七洗い呉茱萸　113
症例1　卵巣明細胞腺がん（ステージⅢ）　115
症例2　子宮頸がん（ステージⅢb）　120
症例3　子宮体がん（ステージⅠa（高分化型））　123

## 第7章　前立腺がん　129

概況　129
KEYとなる処方──「前立腺C方」　130
症例1　前立腺がん（ステージⅣ）・糖尿病　130
症例2　前立腺がん（ステージⅣ）　133

## 第8章　肝臓がん　137

概況　137
KEYとなる生薬──白花蛇舌草＋石見穿　140
症例1　肝がん（ステージⅣ）　140
症例2　肝がん（ステージⅢ）　143

## 第9章　膵臓がん　147

概況　147
KEYとなる生薬──白毛藤＋菝葜　148
症例　膵臓がん（ステージⅣ）　148

## 第10章　腎臓がん　151

概況　151
KEYとなる生薬──竜葵　152

症例 1　　腎臓がん（ステージⅣ）……………………………… 152
　症例 2　　腎臓がん（ステージⅠb）……………………………… 154

## 第 11 章　血液系の悪性腫瘍 ……………………………………… 157

　概況 ……………………………………………………………………… 157
　KEY となる生薬──蚤休 …………………………………………… 158
　症例 1　　MDS（骨髄異形成症候群）…………………………… 158
　症例 2　　MDS（骨髄異形成症候群）…………………………… 160

# おわりに ……………………………………………………………… 169

　診療の基本は思いやり ………………………………………………… 169
　医療の基本は本居宣長の「物のあはれ」…………………………… 170
　医療において最も大切なことは ……………………………………… 170
　残された人生を「いかに生きるべきか」…………………………… 171

　［付録］本書記載の生薬の原材料と中医学的効能 ………………… 173
　索引 ……………………………………………………………………… 189
　あとがき ………………………………………………………………… 195

---

［附子の毒性］

附子や烏頭には，回陽救逆・補陽益火・温陽利水・散寒止痛などの優れた作用がありますが，周知の通り用量が多かったり，減毒のための調整が不十分であったりすると，強毒性のアコニチン系アルカロイド（ジエステル型）による重篤な中毒が発現することがあります。
附子の使用にあたっては，少量から開始して中毒発現がみられないことを確認したうえで増量することが必要です。

中毒症状
①口舌や四肢末端の痺れ・めまい・心悸亢進
②嘔吐・流涎・嚥下困難・脱力感
③血圧低下・呼吸麻痺・痙攣・不整脈

なお，小髙先生は 63 頁にある通り，舌裏の舌質の色をチェックすることが大事であると強調しています。

（編集部）

# 総論

# 第1章
# 中国医学への道と修練

## 中国医学との出合い

　私はかつて頭頸部領域のがん外科医でした。鎖骨から上部で，脳と眼球を除いた領域すべてが対象になります。国立がんセンター，母校の東京医科歯科大学附属病院，そして都立豊島病院で15年にわたって手術を行ってきました。

　自分の未熟さもあり，また当時は肝臓外科や呼吸器外科も未発達で，がんが肝臓や肺など遠隔部へ転移した場合には，外科的に対応することができませんでした。

　また，薄い骨1枚で大脳や脳幹部，さらに眼球と接する副鼻腔や鼻咽腔のがんの場合は，うまく切除できなければ直接脳へ浸潤することもあり，こういった場合は抗がん剤で対応するしかなく，多くの方の死に立ち会わざるを得ませんでした。

　がんが再発しないようにするにはどうすればよいのか，そもそもがんにならないためにはどうすべきなのか。悩んだ末の結論が「身体の免疫力を高めること」でした。

　当時はもちろん，現在に至るも西洋医学に免疫向上に有効な手だてはありません。そこで目を向けたのが東洋医学でした。はじめは日本漢方の本を読み始めたのですが，師匠に就くのでもなく，本を読みながら手探りで漢方エキス剤を使い始めました。しかし，とてもがんに対応する

ような効果を見出すことができず，諦めかけていたときに偶然，中国旅行の誘いがあったのです。

　それは文化大革命（中国で1966～77年まで続いた社会主義文化創生の改革運動）直後の中国各地の中国医学系大学や病院を見学するというツアーで，そこで出合ったのが日本漢方とは趣をだいぶ異にする中国医学でした。北京の書店で，棚にあるすべての中国医学書を購入し，身の丈ほどになった本を船便で送ってから，私の勉強が始まりました。見慣れない漢文の本を，しかも簡体字という中国独特の漢字で書かれた本を，少しずつ読み始めたのです。「読書百遍，意自ずから通ず」とはよくいったもので，次第に中国医学書を苦もなく読むことができるようになっていきました。

　そしてそのころ在籍していた都立豊島病院で，思いもかけない話が飛び込んできたのでした。それは，当時の鈴木俊一都知事のお声掛かりによるもので，「都は姉妹都市である北京市の協力を得て，中国医学の基礎研究と臨床研究を始める予定だが，その臨床部門に手を挙げないか」というものでした。話を持ってきた病院長は，西洋医学をしながら中国医学を研修していくことを考えていたようですが，生来のおっちょこちょいはすっかり誤解し，それでも数カ月は考えたうえで結論を出しました。それは，外科のほうはこれからも後輩たちが頑張ってくれるであろうが，中国医学のほうは自分がするしかなさそうだという考えで，西洋医学関連の学会すべてに辞表を書き，「宜しくお願いします」と，病院長に挨拶に行ったのでした。

　ところが，この私の早とちりの決断が，むしろ東京都の東洋医学事業に本腰を入れさせることになったようです。東洋医学外来にはかなりの予算額が許可され，その後数年間にわたりこの東洋医学事業は，生薬の薬理分析や生薬を用いた動物実験などの基礎研究を含めて，多施設で継続し様々な業績を残すことができました。

　こうして誤解と錯覚で始まった私の東洋医学人生ですが，始まりは

第1章　中国医学への道と修練

張炳厚老師（コラム参照，7頁）を始めとした北京市の中国医学専門の大病院（北京中医医院）の部長クラスの先生方に，年に2人ずつ，1人2〜3カ月ずつ，4年間で合計8人の先生方に都立豊島病院に来ていただいたことです。まさに手を取り足を取りで，午前中は外来診療を通して臨床の方法を習い，午後は基礎の勉強というように，徹底的に中国医学の臨床の腕を鍛えられ，基礎を叩き込まれました。

　特に印象深かったのは，はじめの数週間はほとんどの先生の処方が日本人にはあまり有効でなかったことです。中国医学の基本知識に「因人因地」という言葉があります。これは，その土地柄や個人個人に応じて治療しなければならないという原則です。

　先生方は中国北京市での臨床を主としていましたが，日本の関東地方に住む人々は食習慣も気候も体質も，さらには性格までもがまったく異なりますから，基本体質や気候風土を考慮して治療する必要があるというのは当然です。食べ物には，「身土不二」（人間の身体と土地は切り離せない関係にあること）という言葉があります。医療にも同じことがいえ，先生方も頭ではみんなこの原則を理解していますが，北京市における長年の臨床経験にもとづく治療方針を急に変更することは，名医たちでもそう簡単ではなかったのです。

　訪中して1カ月程度滞在し，中国医学の治療を受けるといったツアーがよくありますが，滞在中は食事も気候もその土地に入り込むわけですから，そうした意味からも治療効果が期待できます。その後，同じ処方薬を日本に持ち帰ると効かなくなるというのは，このことを考えれば当然のことだといえます。ましてや突然日本に来て，そうした環境を充分理解せずに診断治療をすることになれば，それが中国でどんなに経験豊かな医師であっても，思うような効果を出せないと考えたほうがよいでしょう。

　私が実地指導を受けた8人の先生方はみな実力のある人ですから，来日して数週間後に日本の環境の特殊性を理解してからは，充分な治療効果を示せるようになりました。私にとっては，このような診断上の問題

点の認識の仕方，それによって処方薬をどのように変えるかといった技術は，臨床の実際に即したものだっただけに非常に勉強になりました。

## 充分な生薬を使いたくてクリニックを開業

　日本経済のバブル崩壊に伴い東京都の税収も減少するようになり，毎年かなりの赤字が出る都立豊島病院の東洋医学外来に対して官僚側から批判が出始めました。当時，東洋医学外来の薬局には300種類強の生薬の在庫がありましたが，このうち保険診療の対象となる生薬は100種類強しかありません。そのため，保険診療機関である性格から，保険対象外の生薬は「治験」の名目で患者に無料で渡していたのです。

　当時は東洋医学外来の診療を希望している患者さんが常に数カ月待ちの状況でした。こうした東洋医学事業に対する都民の期待や要望から考えれば，そのための年間600万円程度の赤字額は，都の全体の予算規模からいえば大したことがないように思えますが，官僚主導の予算編成のなかでは，赤字部門の削減が大事とされたのでした。豊島病院の老朽化に伴う一時閉鎖を機に，東洋医学外来も他の新設病院へ移り，毎年赤字を生む生薬による治療は取り止め，保険診療が可能なエキス剤のみを扱うことにすると決まったのです。

　ここで，現行の保険診療における漢方治療について述べておきたいと思います。特定の処方にもとづく生薬を決まった分量で煎じ，それを乾燥造粒した「エキス剤」と呼ばれるものが一般によく知られています。これは中国の古典原典に記載されている量に比較すると，使われている生薬の分量が非常に少ないため，生薬で処方した場合に比べると効果が劣るという問題がありますが，最大の欠点は固定された処方のため個人個人の体質に応じた加減ができないことです。したがってこの薬は病状の程度が軽いか，状態が安定したときなどに使うくらいで，がんなどの治療に際して，再発を防止したり，ましてやがんの縮小や消退を目的と

第1章　中国医学への道と修練

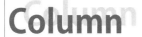
ちょうへいこう<br>張 炳厚老師

　1988年,都立豊島病院の東洋医学専門外来開設準備のため,その年の5月に北京中医医院に研修旅行へ行くことが決定しました。内科を中心に外科・小児科・婦人科・皮膚科の外来を見学することになり,そこで張炳厚老師に出会いました。当時はまだ50代初めであったでしょう。その診療の歯切れの良さに感激し,この人にしっかり教わろうと思いました。

　同年6月から「東洋医学科」と命名された外来も順調に始まり,夏には希望通り張炳厚老師が3カ月の滞在予定で来都されました。日本の患者はすべて治してあげるという意気込みで外来を始められ,午後には毎回ご自分でテーマを決めて講義してくださいました。はじめの頃,たぶん脈診の講義だったと思いますが,私が患者モデルの方の脈を取っていたとき,パチッと手を払われました。「何をするんじゃ！」「馬鹿たれ！」とは言いませんがそんな雰囲気でした。要するに患者の腕の長さに応じて脈診をする3本の指の間隔に留意しろ,ということだったのです。

　数年後に久しぶりに北京を訪問した際,夕食をご一緒させていただいた折,「あなた方2人は兄弟みたいによく似た性格をしている」と奥様に言われました。そんな具合ですから,外来中はさておき,午後の勉強会はびしびしと鍛えられました。よく「馬鹿じゃないの！」などと言われ,こちらは「何言ってやがんだ！」という具合でしたから通訳はだいぶ困ったことでしょう。とにかく話している分量に比べ通訳の言葉がやたらに短く,「きちんと訳していないじゃないか！」と言っても,「そんなことはありません」というふうでしたが,今になってみれば大いに感謝です。

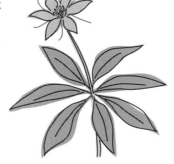

して使うことはとても無理です。

　また，健康保険でも百数十種類の生薬が使えるのですが，保険での使用許可量が日本漢方の現代使用量を基準にしているため，中国医学の立場からすると1日に必要とする量の2割から3割程度に過ぎず，同じ難治疾患を相手にするには薬不足・力不足ということになります。たとえば高麗人参の使用量は，私は通常9gで，必要に応じて20～30gなのですが，保険で認められる量は3gまでです。

　ましてや，後述するようにがん治療において使う機会が多い様々な抗がん作用を持つ「清熱解毒薬」と総称される生薬や，蜈蚣・全蝎・露蜂房・䗪虫・天竜・刺猬皮などの動物生薬は，単価も高く，保険診療の適応外でもあり，結局のところ保険診療の枠内で中国医学による治療を行うことは至難なのです。

　さて，私は終生，中国医学でがんを始めとする難病に取り組もうと決めていました。自分の全知識・全経験・全能力を生かして，西洋医学ではできないがん医療を目指したかったし，そのために生薬の効き目を活用したかったのです。そんな私にとって，エキス剤のみによる診療ではとても満足のいく治療効果を上げることが期待できません。この都の方針は納得できず，結局1993年に自分の目的とする医療を行うため「漢方全科」を掲げるクリニックの開業に踏み切りました。

　現在のところ，私も含めて生薬を用いて漢方診療を行う多くの医師は自由診療をせざるを得ず，治療費も割高になってしまうという辛い立場にあります。1日も早くこの問題への解決の道が開ければと思っているのですが，保険支払い基金がいずこも赤字の時代ではなかなか難しいようです。

# 第2章

# 問題となる生活習慣とは何か

　「はじめに」で述べたように，がんも他の多くの疾病と同じく，発病には生活習慣の乱れが大きく関わっています。問題となる生活習慣を考える前に，まず，がんがどのように生まれるのかを見ておきましょう。

## 発がんのポイントは「がん幹細胞」

　人間の身体はだいたい50兆個程度の細胞からできており，それらが集まって血管や内臓など人体の各部分を作っています。これらの細胞一つひとつのなかにある細胞核には，個人個人で異なる遺伝情報を載せた生命の設計図である遺伝子(DNA)が入っています。この情報にしたがって，個々の細胞は，それぞれの場所で正常な器官や内臓を作るわけです。
　そして，毎日約1兆個の細胞が新たに生まれ，一方では同じ数の細胞が死んでいます。しかもそのなかに誤った遺伝子情報を持った細胞が数千個も生まれているといわれています。
　がん細胞の誕生や増殖には「がん幹細胞」と呼ばれる，いわば親分のような細胞の存在が重要です。造血幹細胞を例にとって説明しましょう。
　造血幹細胞はニッチ（niche）と呼ばれる微小環境のなかに存在しており，周りを取り囲む間質細胞から重要な制御シグナルを受け取っています。新しい細胞が必要になると，幹細胞は分裂して2つの細胞になり，1つはそのままの性質を持ちニッチに留ま

り，他の1つは寿命の短い多分化性前駆細胞になります。

　正常な幹細胞の行動は，周囲のニッチによって厳密に制御されているのですが，発がん性の遺伝子突然変異が生じた幹細胞は，ニッチからのシグナルに対し正常に反応せず暴走が始まります。幹細胞に起きた突然変異が，前駆細胞に引き継がれ，新たな突然変異が子孫細胞にも起こり，自己複製能を獲得する可能性があり，これががん幹細胞になるのです。

　したがって発がんのポイントは，幹細胞内の重要な遺伝子に「発がん性」の突然変異が蓄積し，異常な増殖や形質転換を引き起こしたときに，がんが発生することにあります。ほとんどの細胞で突然変異は起きるのですが，細胞自体の寿命が短いため，ダメージが蓄積することは少なく，問題は少ないのです。一方，幹細胞の場合は寿命が長く，分裂回数も多く，遺伝子損傷が蓄積する危険性が高く問題になります。

　がん病巣のなかの細胞集団でも，個々の細胞の増殖能は大きく異なります。腫瘍の全細胞に対するがん幹細胞の割合は非常に少ないといわれています（乳がんで2〜5％）。しかし，重要なことは自己複製能を持ち，原発巣内ですべての種類の細胞を作り出し，治療によって破壊された後にも，はじめと同じがんを再生できる，こういった多くの特色をもつのががん幹細胞なのです。したがって，「がん幹細胞の根絶が，がん治療における最も重要なポイント」といえます。

　通常は，がん細胞は白血球のなかの食細胞やリンパ球（主にNK細胞）などの免疫細胞といわれるものが退治してくれるため，致命的ながんに育つことは少ないのですが，老化などによって白血球の働きが弱って免疫力が低下してくると，がん幹細胞が無制限に増殖を繰り返しがん組織になります。血管を破って出血させたり，神経を傷つけて運動機能を妨げ，痛みを招くこともあります。こうなると，臓器や組織は本来の役割を果たせなくなってしまいます。

　一方，中国医学において「がんは寒毒」との至言があります。これとがん幹細胞との関連についても考える必要があるでしょう。

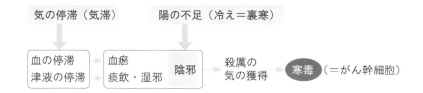

図❶　寒毒発生のイメージ

そもそも「毒」とは，様々な病因によって「気・血・津液の流れが滞り」，しかも「それが暴烈であり殺厲の気を有するもの」と定義されています。

がん細胞が夜間に増殖することは動物実験によって証明されています。夜は陰が支配する時間帯であり，陽が不足する時間帯でもあります。したがって，体内に冷えが存在する「裏寒」，つまり陽虚の状態はがん増殖の要因と考えることができます。この陰が優勢な状態のなかで，陰邪が存在することはがん発生の重要な要因といえます。

陰邪とは血・津液の停滞，つまり血瘀・痰飲・湿邪です。血や津液の停滞には，その流れの推動力である気も関わります。結局，気・血・津液すべての流れの異常が大きく関わるといえます。これは，まさに毒の病因と重なります。

慢性的な裏寒と気滞という悪環境のもとで分裂増殖を繰り返すうちに，ついに暴烈で殺厲の気を獲得するに至るのでしょう。これががんの直接発症要因である「寒毒」，つまりは「がん幹細胞」ということができると思います（図❶）。

## がんの危険性を低下させるには毎日の生活改善がポイント

一般にいわれている考えは次のようなものです。

がんや成人病の原因の8〜9割がライフスタイルによるもので，遺伝

やウイルス感染が原因とされるがんは残りの1～2割に過ぎません。なかでも，がんの35%は「食生活」からくるのではないかといわれます。「タバコ」ががんの原因となる割合は30%とされており，食べ物とタバコががんの3分の2を作るといわれるほどです。

　ただ，食べ物やタバコの影響が大きいといっても，胃や腸，肝臓や膵臓などの消化器がんや肺がんのみが関係するわけではありません。従来の研究結果から，他の多くの種類のがんの発生にもこれらが大きな影響を及ぼしていると考えられています。

　がんの早期発見や早期治療の限界がわかってくるにつれ，むしろがん対策はこうしたライフスタイルを見直すことのほうが大切なのではないかといわれるようになってきました。がんに罹って死ぬ危険性を下げるためには，まずタバコを止めて，食生活を改善することがポイントになるわけです。

　こういった一般にいわれていること以外に，中国医学の観点からは別の指摘をすることができます。種々の病気の原因として重視しなければならない点が2つあります。1つは「冷え」であり，もう1つは「気詰まり」です。冷えは飲食の不摂生による場合とクーラーなど不適切な住環境，あるいは時候に合わない衣類などが原因のことが多く，気詰まりは基本的にはストレスの発散が上手にできないことが原因です（図❷）。まず冷えの問題から考えてみましょう。

## 「冷え」がいかに重要な病因であるか

　夏になると「熱中症にならないように，水分をたくさん摂りましょう」とよく聞きます。それでも熱中症に罹る人はかなりの数にのぼります。現代の日本のように水道が発達し，ペットボトルの飲み物が氾濫しているなかで，常識的に考えれば熱中症になった方も水分は充分に摂っていたと思われます。それではなぜ熱中症に罹ったのでしょうか？

第2章　問題となる生活習慣とは何か

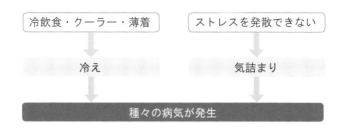

図❷　冷えと気詰まりが病気発生の重要な要因

　夏の夕方,「キンキンに冷えたビールを飲むことこそ生きがいだ」という声はよく聞きます。冷蔵庫に冷やした物の温度は4度くらい,ジョッキまで冷やせば限りなく0度に近くなるでしょう。そして喉ごしの爽快感。たまりません。でも,飲む前にちょっと試してみてください。そのビールのなかに指を入れて何分間がまんできますか。おそらく1分も入れていられないでしょう。しかし胃袋はこの冷え切ったビールを何十分も入れていなければならないのです。

　胃腸からの吸収は,その粘膜にある血管から行われますが,体温よりずっと低い温度のものに対しては,粘膜が収縮してまず吸収は行われないでしょう。したがって胃腸のなかに水分が溢れているばかりで,血管から吸収され,全身の筋肉や皮膚を含め他の内臓などを巡ることができません。水分は摂っているのにそれが吸収されないために熱中症などになるという事態は充分考えられるわけです。まさに,中国医学でいう「胃内停水」の状態で,実際お腹を触ってみれば胃の辺りで水がポチャポチャというのがわかります。

　ですから,熱中症の予防を呼びかけるのなら,「水分を摂りましょう」では不正確で,「温かい紅茶やほうじ茶を嚙むように少しずつ飲みましょう」というのが正しいのです。さらに発汗が多くミネラルの損失が多い場合には,天然塩をごく僅かそのお茶に入れればよいのです。

　お気づきでしょうか。なぜ「紅茶とほうじ茶」なのでしょうか。カテ

## 総論

キンが多く病気予防になると喧伝されている緑茶，あるいは香り高いコーヒーではいけないのでしょうか。

じつは，緑茶やコーヒーは温服しても胃腸を冷やすのです。「秋ナスは嫁に食わすな」など，食事に関する種々の言い伝えがあるように，食品には身体を冷やすか温めるか，どちらでもないかという「性状」があります。いろいろな説があるようですが，当院で採用している食品の性状を示しておきます（表❶，16〜17頁）。

緑茶は生の茶葉で性は「冷」です。緑茶を半分発酵させたものがウーロン茶でこれもまだ「冷」です。完全に発酵させたものが紅茶とプーアール茶で，性状は「温」に変わります。ジャスミンという熱性を持った花で香り付けしたジャスミン茶（花茶）も「温」です。中国の北方の方々はジャスミン茶をよく飲みますし，四川省の高地ではプーアール茶を飲み，上海以南では緑茶やウーロン茶を飲みます。気候と合ったものを習慣的に飲んでいることがわかります。峠の茶店で出すものは緑茶です。ずっと歩いてきて身体がほてり，しかも水分を欲するときに緑茶はぴったりです。ここでほうじ茶は出さないでしょう。カテキンとかカフェインといった特定の成分のみを取り上げて効果を云々することは，民間のみならず医薬学会でもしばしば行われることですが，非常に危険なことです。

夏が旬の食材，温熱帯地方で栽培される食材は，基本的に冷えるものが多いです。したがって，夏の西瓜なども，昔は井戸や川といった15度から20度くらいの温度の水で冷やして美味しかったのですが，冷蔵庫で冷えた物を出してすぐに食べれば「歯に凍み透る」のみで，本来の甘味や旨味はないと思いますし，身体にもよくありません。食後に食べるのなら，食前に冷蔵庫から出しておくといったくらいの配慮は必要です。

ついでにもう1つ，牛乳について話しておきます。欧米では低温殺菌の牛乳が一般的であるのに対し，高温殺菌の牛乳が一般的な日本の現状が世界でも特異であることは注目すべきなのですが，それはひとまず置いておきましょう。ここでは冷えた牛乳についてお話します。

学校の給食や家庭でも，多くの子供たちが冷たい牛乳をがぶ飲みしています。「すぐ切れ，すぐへたる」が社会問題化している子供たちですが，その大きな理由の1つが冷飲食にあるといえます。古典に「冷飲傷肺」「冷飲傷胃」という言葉があるように，中国医学では冷飲食は厳重に注意されています。冷飲食は肺と胃腸という後天的にエネルギー（気）を作り出す内臓の働きを傷害するのです。気は身心の活動のもとですから，習慣的な冷飲食によって新たな気を充分に作り出せない子供たちが「すぐ切れ，すぐへたる」のは当然といえます。私たちは将来を託すべき子供たちの現状に危機意識をもっと持つべきであり，少なくとも学校給食から冷えた牛乳は排除すべきなのです。しかし学校の管理栄養士さんたちを集めた講演会でこういったことを話しても，ほとんどの方は無関心です。

ただ，じつは牛乳は温服しても冷えます。ではどうしたらよいのでしょうか。答えは「ロイヤルミルクティーで飲む」です。紅茶の温性を利用するのです。

## 五味のバランス

さて，「この頃やたらと酢の物が食べたくなる」とか「なんか甘い物が欲しくてしょうがない」など，味に関する訴えを聞くことがあります。

中国医学では，味を大きく酸・苦・甘・辛・鹹（しおからい）の五味に分け，それぞれの味を五臓と結びつけています（表❷）。酸味は肝，苦味は心，甘味は脾，辛味は肺，鹹味は腎と関連付けています。五臓六腑とは中国医学で内臓を総称した言い方ですが，じつは同じ言葉が使わ

表❷　五臓と五味の関係

| 五臓 | 肝 | 心 | 脾 | 肺 | 腎 |
|---|---|---|---|---|---|
| 五味 | 酸 | 苦 | 甘 | 辛 | 鹹 |

表❶　食品の性状

| | 寒　性 | 涼　性 |
|---|---|---|
| 魚介 | 牡蠣(生, 茹) | はまぐり(茹), 穴子(素焼き・尾・骨), かます(薄塩焼き), かれい(唐揚げ), かわはぎ(生・肝・煮), さより(生・尾・素揚げ・中部・骨), さわら(生・尾), ししやも(卵), 太刀魚(素・塩・オイル焼き), 蟹(蒸す・フライ), しじみ, 鮎(はらわた), アサリ貝, うに, 鰻 |
| 野菜 | くこの実, 竹の子(茹), 空豆(茹), 枝豆(茹) | つくし(茹), 白菜(油通し・生), 大根おろし, 春菊(生・茹), ナス(生・茹), こんにゃく, 高菜(茹), キャベツ(生), きゅうり(生・煮), トマト, ネギ(青・生), ニガウリ(味噌炒め), 長芋, さつまいも, もやし, ひらたけ, 干し椎茸, 生椎茸, キノコ類 |
| 肉 | | アヒル肉, 野鴨肉 |
| 漬け物 | | 菜の花の塩漬け, 野沢菜, 小松菜 |
| 海藻 | | 昆布, わかめ(茹), ひじき, とろろ昆布 |
| 飲み物 | 緑茶, ウーロン茶, 高麗人参茶, コーヒー, 牛乳, ウイスキー(新酒), ブランデー(新酒), ワイン(新酒), 焼酎 | ビール(一番搾り), スキンミルク, ウイスキー(中古酒), ブランデー(中古酒), ワイン(中古酒), 梅酒(中古酒) |
| 調味料 | グラニュー糖, バター, マーガリン, ラード, 蜂蜜, ごま油, 植物油 | 上白糖, イチゴジャム(市販), マヨネーズ, サラダ油, オリーブ油(バージンオイル) |
| 炭水化物・豆類 | 卵黄(茹) | そうめん, 木綿豆腐, 絹ごし豆腐, 納豆, おから, 油揚げ, 小豆, ゆで栗, 銀杏(茹), 黒ごま(炒り), スパゲティー, 小麦粉, そば粉, でんぷん(生), 大麦, パン |
| 果物 | 桃, 黄桃(缶), パパイア(干), メロン, バナナ, キウイ | あんず(干), 柿, 干し柿, びわ, みかん, 梨, レモン汁 |
| 菓子 | かりんとう, チョコレート, バナナケーキ | 桜餅(粒あん), 落花生(俵豆), 草餅(粒あん), ラムケーキ, リンゴケーキ, 揚げおかき, 寒天, ゼラチン |

| 平　性 | 温　性 | 熱　性 |
|---|---|---|
| 鮎(焼・中央部), こち(煮), 煮干し, かれい(生・中央部), かわはぎ(煮), 酒(塩焼き), さより(焼・中部), さわら(生・上部・味噌焼き), 秋刀魚(素焼き), すずき(生), ししゃも(薄塩焼き・身), トビウオ, まながつお(味噌焼き), いか(生), 小鯛(生), たらこ, 数の子(醤油漬け), 干し魚 | 穴子(素焼き・頭), ちりめんじゃこ飴煮, かれい(煮・中央部), さわら(薄塩焼き), すずき(煮), 鯛, まながつお(煮), めんたい(薄塩焼き), 芝エビ(茹・殻付き唐揚げ), キス, 鯖(生), いりこ, 辛明太子, あいなめ(煮), あわび | あじ(生・素焼き), 海老(生), 鯖(煮) |
| ぜんまい(あくぬき・妙め煮), つくし(酒入り), ふきのとう(茹), わらび(炒め煮), じゃがいも(茹), 大根(生), タマネギ(生), 白菜(茹), 蓮根(茹), かぶ(茹), ふき(含め煮), ほうれんそう(茹), キャベツ(茹), 里芋(茹), ゴボウ(梅干し煮), アスパラガス(茹) | ふきのとう(味噌), よもぎ(茹), じゃがいも(天日焼き), 大根(茹), 玉葱(水さらし), 人参(生), 三つ葉(生), かぶ(生), 大根葉(生), 茄子(蒸), 大葉, レタス(生), トマト(完熟), ネギ(白, 生), カボチャ, 切り干し大根, ごぼう(きんぴら), シソの葉(生・茹) | 葉わさび, 人参(鍋), レタス(塩もみ), 唐辛子(鷹の爪), モロヘイヤ |
| 牛肉, 豚肉 | 鶏肉 | 羊肉 |
| 白菜(浅漬け) | 大根葉(塩漬け), 高菜(塩漬け), 茄子(ぬか漬け), たくあん, 大根(べったら漬け), きゅうり漬け, らっきょう漬け | |
| 焼き海苔 | | |
| ビール(黒ラベル), 水, 麦茶, 焙じ茶(冷), 紅茶(三温糖), ウイスキー(古酒), ブランデー(古酒), ワイン(古酒), 梅酒(古酒), エビスビール | 日本酒, 甘酒, 牛乳(加工乳, 温めたもの), 焙じ茶(熱), ハコ茶, 紅茶(砂糖なし), スキンミルク(温めたもの), カルピス | |
| 氷砂糖, トマトケチャップ, 赤味噌 | 塩, 三温糖, 醤油, 米酢, みりん, ソース, イチゴジャム(三温糖を使って自家製), オリーブ油(唐辛子・ニンニク入り), 水飴, だしの素, 昆布, 鰹煮だし汁, トマトピューレ, あんずジャム, りんごさんざしジャム | |
| そば米(茹), 焼き豆腐, 大豆煮豆(三温糖), 白米, 納豆(ネギ入り・卵白入り) | パン(くるみ・玄米・天然酵母・モロヘイヤ入り), うどん(茹), 肉うどん, 冷やしうどん(生姜入り), 煎りゴマ(かわむき), 卵白(茹) | 餅 |
| ぶどう(皮をとれば), 紅はっさく, 柚(汁), りんご(皮を厚めにむく), いちじく | パイナップル, イチゴ, きんかん(皮) | |
| 炒り豆, 甘いせんべい, チーズケーキ, チーズ, ヨーグルト(プレーン) | こしあん, 桜餅(こしあん), 草餅(こしあん) | |

※この表は広島, 十河孝博医師のグループによる分類を参考にしています

れていても，西洋解剖学で使う内臓とは無関係です。「肝」が意味するところは主に自律神経の働きであり，「脾」は消化器，「心」は心臓循環系とともにいわゆる「こころ」も意味します。肺は呼吸器全般で，皮膚も含みますし，腎とは視床下部―脳下垂体―甲状腺，副腎皮質，性腺のホルモンサイクルのことと考えるのが近いようです。

　したがって「酢の物が食べたい」とは，ストレスが多くて「肝」，つまり自律神経の働きが弱っていることが示唆されますし，「甘い物が欲しい」とは「脾」が弱っている，つまり胃腸の働きを活発にしたいという身体の欲求といえます。逆に，たとえば甘い物を摂り過ぎれば胃腸が弱まり，塩味を摂り過ぎれば「腎」が弱まります。五味をバランスよく摂取することが重要なのです。

## 上手な気晴らしはどのようにするか

　社会生活をする限り，ストレスから逃れることはできないでしょう。したがって，問題なのはストレスの回避法ではなく，それをいかにうまく発散するかにあります。それはストレスを受けたときに緊張する部位をほぐしてあげればよいことになります。

　皆さんはストレスを受けたときに，身体のどこが緊張すると考えますか。ストレスを受けると，肩が凝ったり，頭痛がする，胃が痛くなるなど様々な症状をきたします。実際，ストレスで緊張し気の流れが悪くなるときのことを，中国医学では「気滞(きたい)」といい，これは日常的に使う「気詰まり」と同じことです。問題はどこで気が詰まるのかということです。

　答えは横隔膜です。中国医学では横隔膜の辺りを「膈(かく)」（古代は「鬲」「隔」「格」とも書く）といいます。横隔膜というのは息を吸うときに使う筋肉です。ですから緊張状態が慢性化すると，吸気が多くなってしまい，ときどき「ハー」とため息をついて，緊張状態から解放するのです。横隔膜を積極的に動かすことが「気晴らし」運動になります。ストレス

を感じたときに，両手を肋骨の下にあてがい，肋骨を持ち上げるような気持ちで大きく深呼吸を繰り返す，あるいは「ワッハッハ」と大声を出して笑う，大きな声で歌を唄う。これらの動作が上手な気晴らしにつながります。「笑うと免疫力が上がる」といわれますが，気晴らしが免疫向上につながる1つの証明になるでしょう。

　ストレスを感じたらすぐに1分間程度，横隔膜を動かすことが肝腎で，「後で腹式呼吸をするからいいや」というのでは駄目です。運動などによって腹式呼吸をすることも良いことです。運動すれば，自然と深呼吸になるうえ，気というエネルギーを取り入れる目的にもなります。

　話は少し外れますが，呼吸による新たな気の摂取について考えてみましょう。よく，森林を歩いたりすればフィトンチッド（樹木が発散する香り）などを吸収し健康に良いといわれます。呼吸によって取り入れる気を「清気（せいき）」と呼びますが，これはまさに清気に相当すると思います。

　清気を含め，気というものは，陰陽の陽に属する物質と考えます。身心を構成している物質は気・血・津液であり，このうち気が最も基本になります。血や津液は陰に属すると考えられますが，これらは気から作られると考えるため，「陰陽互根（いんようごこん）」（陰に属する血や津液と陽に属する気は，互いに依存し合って不可分の関係であること）ともいえるわけです。「精」や「神（しん）」は気の純粋なものという言い方もします。

　呼吸によって取り入れる清気も気の一種ですから陽に属します。陽に属する物質を取り入れるには，大気が陽に満ちている時間に行うことが重要です。陰が満ちている時間に取り入れようとすることは，かえって健康を損ねることになりかねません。陽の時間とは鶏鳴時（午前3時半頃）から昼（午後2時という考えもある）までですが，特に太陽が顔を出す時間，もっと詳しくいえばその30分くらい前の鳥たちがいっせいに鳴き出す時間に，なるべく樹木が多い場所で深呼吸をして取り入れるのがベストです。夕方や夜は陰が支配する時間ですから，清気の取り入れは困難になります。したがって，午後や夜間の運動は勧められません。

# 第3章
# 現代のがん治療の問題点

　多くのがん患者さんを診るなかで，一般的な西洋医学治療の話をうかがいますが，近年，特にその医療に関する方法や医師の対応の仕方などに，いろいろと疑問に感じることが多くなりました。私は，文明はどんどん進歩しているが，文化は衰退の方向に向かっていると考えていますので，当然人間の質もどんどん低下していると思っています。

　医療技術は進み，20年ほど前に私が外科医であった頃は不可能と思われていた手術が，現代では当たり前のようになされています。しかし，当時いろいろと教えを受けた先輩医師たちの人間性は，現在の医師たちより優れていたのではないでしょうか。

　日本文化の精華とも賞される日本刀は，平安・鎌倉時代に作られた備前刀がベストであり，以後，歴史が降るにつれて質は一方的に下がっていきます。これは，日本刀を鍛える鍛冶の人間性が刀剣という作品に表れるものであると見なせば，まさに人間の質が時代とともに低下している結果といえるのです。

　閑話休題。

　具体的な現代のがん医療の問題点を考えてみましょう。

## がんが「全身の病」であることが忘れられている

中国医学では特に固形がんについて，気・血・津液の流れの滞り（気滞・血瘀・痰飲・湿邪などと呼ばれる）が存在する場所にできると考えます。ただ根本的には，気・血・津液の量の不足を背景とする全身の体力の低下（つまり免疫の低下）があります。

したがって，ある特定の部位にがんが見つかったとしても，背景としての全身的な流れの滞りや量の不足の程度に目を向ける必要があり，その程度が甚だしい人は，全身のあらゆる部位に異常細胞の増殖がみられてもおかしくない状況にあると考えます（図❸）。1つのがんが転移して広がった場合とは異なる，「多発がん」「重複がん」と呼ばれる，1人に2，3カ所以上の場所に別の細胞形態をもつがん（顕微鏡で細胞の形を見て別の種類であることが確認できる）ができる人がいますが，この考えからすれば何の不思議もないことになります。

このように，いったんがんができてしまった人は，根本的な体質として複合的にがんができやすい状態にあることになります。

免疫細胞の力が低下しているため，ある場所でがん細胞の増殖が甚だしく，がんの塊が見つかったときには，すでにリンパ組織や静脈系を介してがん細胞が全身に散らばっている（転移）可能性が高いともいえます。免疫が低下した状態では，がん細胞の転移がより広く起こることは証明されており，中国医学でいえば瘀血や気滞といった気・血・津液の流れの滞り状態があることを指しているといえます。

つまり，がん治療の根本はこうした気・血・津液の量が不足している体質，あるいは流れが停滞しがちな体質を改善させることにあるといえます。そのためには薬などによる治療以上に，積極的な生活習慣の改善を，従来の生き方を180度転換するくらいの覚悟で心がける必要があります。

```
┌─────────────────────────────────────────────────────────┐
│ 気・血・津液の量の不足を背景とする全身の体力の低下（＝免疫の低下）│
└─────────────────────────────────────────────────────────┘
                            ↓
        ┌──────────────────────────┐      ┌──────────┐
        │ 気の流れの滞り　→気滞    │      │          │
        │ 血の流れの滞り　→瘀血    │ ──→ │ 固形がん発症 │
        │ 津液の流れの滞り→痰飲・湿邪│      │          │
        └──────────────────────────┘      └──────────┘
                            ↑
┌─────────────────────────────────────────────────────────┐
│     気・血・津液の流れが停滞しがちな体質                 │
└─────────────────────────────────────────────────────────┘
```

図❸　がん発生の背景因子

　こうした状況をふまえていえることは，現在一般に行われている西洋医学のがん治療における手法の問題です。25年ほど前まで私が携わってきた頭頸部領域のがん外科の基本的な治療方針は現在も変わっていません。そこで，現代医学のがん治療で主流をなす外科手術・化学療法・放射線療法の「三大療法」について，その問題点を考えてみることにしましょう。

## 三大療法の問題点

### 外科手術

　土病巣は切除辺縁にがん組織が残らないように，安全圏を含めて大きな範囲で切除することが求められ，あわせて所属リンパ節に転移の恐れがある場合はその部位のリンパ組織を軟部組織とともに完全に郭清します。
　がん専門書にも明記されているように，それなりの大きさのがんが見つかった時点では，全身にがん細胞は散らばっている可能性が高いのです。全身のあちこちにがん細胞の増殖が考えられ，免疫力が低下していると見なされる状況のなかで，1カ所の病巣のみをしゃかりきになっ

て切除することにさほど意味はないのではないでしょうか。自分の手術経験のなかでも，局所の切除は満足できるほどうまくいったのに，しばらくして別の臓器に転移をして，結局はその転移病巣のために死に至り，自分の無力感を痛感させられたことがいかに多かったかと思い出します。

　がん治療のうえで重要なことは，全身の免疫能をいかに向上させるかにあるはずです。つまり転移による拡散を少しでも減らすためにも，がん外科の目的は主病巣の減量にあるといえます。局所のみの根治を目指して主病巣を含め大きな範囲で取り除く「拡大全摘術」というのが従来のがん外科の基本方針ですが，がんが全身の免疫力低下による疾患であるという根本的なテーゼに従えば，こういった手術法にこだわることは不必要であり，主病巣の摘出と所属リンパ節のうち転移が疑われるものを切除することで充分といえます。切除断端に多少がん細胞を取り残したとしても，免疫能を向上させて，NK細胞などのリンパ球活性を向上させれば，それを貪食してくれるので問題はなくなるはずです。

　近年，内視鏡を用いながらレーザーメスなどを用いた腫瘍切除を目的とする手術や，術後の機能障害をなるべく押さえることに主眼をおいた手術法，乳がんの温存手術法が普及し，本当に喜ばしいことだと思います。こういった手術法を採れば，術後の機能障害などが少なく患者の負担が少なくなることは明らかです。

## 化学療法

　化学療法は，がん細胞を叩くと同時に免疫系細胞をも叩くことは明らかです。がん患者はもともと免疫細胞の力が低下しているのですから，果てしなく増殖を続けるパワー溢れるがん細胞と，抗がん剤で叩かれた場合にどちらが息を吹き返す力が強いかを考えればその結果は明らかです。さらに抗がん剤に耐えて生き残ったがん幹細胞の悪性度は以前より高くなることも証明されています。化学療法を繰り返すほど，何をやっ

ても効かない強力ながん細胞を人工的に作り出すことになります。医学界では一時的な縮小を「効果あり」と判定しますが、まったくおかしな話です。

また私の経験でも、放射線や抗がん剤の治療を繰り返し行った方と、まったく西洋医学の治療を受けていない方とを比べると、前者の漢方治療の効果は明らかに低下します。

がん組織のなかで問題になるのが全体のがん組織の5％程度存在するといわれる「がん幹細胞」ですが、抗がん剤治療はこの幹細胞に効果を及ぼすことはなく、幹細胞が産み出した子供のがん細胞のみが治療対象になります。この部分のがん細胞が消失すれば、画像的にもがん組織が縮小し、腫瘍マーカーなども低下するでしょう。しかし幹細胞はむしろ抗がん剤によって悪性度は高まりますから、抗がん剤治療が終わった後に急速に分裂を繰り返して子供を産み、がん組織を大きくさせるのです。

一時的な縮小効果があることの意味がおわかりいただけたと思いますが、化学療法の治療法の評価に関しては再検討すべきだと思います。ただし、血液系のがんや小児がんの一部など抗がん剤治療が唯一の手段である疾患に関しては、遺伝子治療などの開発が不充分な段階では、背に腹はかえられず容認せざるを得ないと思っています。

## 放射線療法

放射線照射は基本的には局所対応であり、がんが全身疾患であるという観点からすれば、全身疾患であるがんへの対応として当然限界があり、しかも放射線照射による約10年後に起きるであろう二次的な発がんという問題も抱えています。食道がんは外科的な侵襲が大きい手術ですが、放射線治療を抗がん剤と組み合わせた方法がかなりの治療成績を出しており、長期的な生存率などを含めた再評価が必要と思われます。

抗がん剤治療や放射線に関しあまり肯定的な意見を述べませんでしたが，実際のところ，多くの患者さんは医師から強引に勧められたり，あるいはできることは何でもしたほうがよいと思ったりして，私のところを受診する多くの患者さんが抗がん剤や放射線治療を受けてこられます。その場合，一応こちらの基本的な考え方は話しますが，やはり実際は併用されることが多いのです。

そういった方々の経験をふまえた結論的な話ですが，漢方薬の治療は抗がん剤などの治療に対し，その効果を上げることにも役立つようですし，副作用を減らすことにもなっているようです。ある意味では皮肉な話ですが，漢方を併用したために，辛い抗がん剤の副作用も何とか我慢でき，予定の治療を行うことができた方々も多いのです。そういうわけで，近年は患者さんの希望に沿った漢方治療を行う結果になっています。

## 免疫療法には個々に応じた対応が必要

がんが全身の免疫力の低下により引き起こされた疾患であるという認識に立てば，がん治療のなかで最も有意義な治療は全身の免疫力を高めることにあります。それを目的とする治療方法を免疫療法といいます。私ががん外科を治療手段としていた当時も，現在でも，西洋医学の免疫腑活剤と呼ばれる薬はいろいろとありますが，いずれもあまり効果は期待できないようです。現代の西洋医学ではすべての種類のがんに有効な免疫療法剤が求められていますが，私は仮にそれがある部位に限ったがんに対してであっても，不特定多数の患者群に有効な免疫増強剤は将来もできないと思っています。

なぜなら，西洋医学では免疫不全という現象を顕微鏡レベルでとらえ，すべての患者に共通したものと考えていますが，厳密にいえば個人個人の免疫力が低下するに至った理由はそれぞれ違っているはずで，それゆえそれに対応する手段も違っていると考える必要があると思うからです。

免疫生化学的な知識のうえからは，がん患者の免疫不全は共通のものと理解されていますが，本当にそうなのでしょうか。光学顕微鏡レベルでは共通の形態をしている細胞であっても，核内の遺伝子レベルまで見方を深めていけば，個人差が歴然とあるように，免疫に関わる蛋白質を含めた現象にも個体差があるのではないでしょうか。

　ここまで書いて日本の代表的免疫学者である多田富雄氏の『生命の意味論』（新潮社）を読むとまさにそのことが書いてあります。「身体を構成しているタンパク質は，それぞれの臓器や組織でみれば特徴的なものではあるが，個人差というものはほとんどない。ところがこれらすべての細胞にHLA分子と呼ばれる，一人一人の個人に特有の標識となるタンパク質が存在するのである」（同書，p153〜154）。

　そうだとすれば，免疫不全に至った原因から考えても，個人個人で対応する手段を変える方法を採るべきではないでしょうか。免疫というのは個性に関わるものなのですから，あくまでも個性に応じた，「その人だけ」の治療が必要だと思います。

　中国医学の診断治療は個性を際立たせ，個人個人の状態を明らかにすることにあります。そこには免疫療法が目指す方向と連なる部分があると思われます。がんに対する取り組みで漢方治療が有効である理由が存在すると思います。

　ここに書いてきたのは，遺伝子レベルの話と大雑把な総体としての人間についての話という，同レベルで論じることができない話です。もともと人間という曖昧な存在を相手に治療するためには，あまり切れ味を鋭くすると副作用などの不都合な面が多くなってしまいます。ですから，かえって東洋医学のような一見漠然とした手法のほうが的確に総合的に判断することができる可能性があるのではないでしょうか。

　1996年の日本癌治療学会で，「がんには個性があり，画一的治療では対応できない」という将来予測が語られ，「オーダーメイドの治療」という言葉が登場しました。遺伝子診断・治療の道が探られているわけで

総論

すが，もともと中国医学などの伝統医学には，個性を明らかにすることに特色がありますので，そこには医療ニーズの最先端につながる面があります。

## ❚「がん告知」の考え方が乱用されている

　近年，西洋医学のがん治療に様々な立場から疑問が投げかけられています。医師が一方的に治療方針を推し進めることへの批判が生まれ，「インフォームド・コンセント」と呼ばれる，患者サイドが充分に治療方針への説明を求め，納得したうえで治療を受けるという体制が整いつつあります。

　こうしたなかで，がんの患者さん本人に対して病状をそのまま伝える「がん告知」がかなり浸透しています。欧米式にすべての患者に告知をするという立場を貫く医師が多くみられるようになってきました。この背景には，医療裁判が日常化しており，告知の有無が争点になる場合，告知をしていなかったことで医療側が敗訴する事例が出てきたことも挙げられます。

　しかし私はやみくもにすべての人に告知をすることは，必ずしも勧められることではないと考えています。その理由の1つには，一般の日本人は欧米人と違って精神の拠りどころ，救いの場としての宗教を持つことが少ないことが挙げられます。結局のところ，個人個人の性格や，本人や家族の希望などを尊重して，告知すべきかどうかを選択すべきだと思っています。告知によって生きる希望がなくなり，闘病意欲をなくしてしまうような事態は避けなければならないからです。

　逆の場合もあります。私のクリニックは，他の医療機関でがんが見つかり，漢方薬による治療を求めて来院する患者さんが大半ですが，稀なことに患者さん本人は自分の病気を知らされず，受診予約の電話はご家族の方がされることがあります。しかも「本人には知らせていないので，

第3章　現代のがん治療の問題点

告知しないようにしてください」と依頼されるのです。もちろん私も承諾して治療をするわけですが，その過程で最も困ったと思うことは，元来とても「飲みやすい」とはいえない漢方薬なので，告知をされていない患者は時に途中で「飲むのを止めたい」と言い出すことです。がんと知っていれば「何とか治したい」と考えて，我慢して飲み続けるのに，知らせていないために服薬を中断するという残念な事態になりかねないのです。もっとも，告知をしていなくても通常は本人も自分はがんではないかと薄々感じているので，よほど我慢できないことがなければ飲んでくれます。ですから，こういったことは極めて稀なケースといえるでしょう。

　医者仲間で告知問題に関してよく取り上げられる次のような逸話があります。

　ある高僧ががん検査の結果を聞きに行ったとき，主治医に対し「自分は仏法の悟りを得た者であるから今後の人生をいかに生きるかを考える必要もあるので，正直にがんかどうか教えて欲しい」と言われました。そこで，医師は正直に「確かにあなたはがんです」と知らせたところ，前後を悲観した高僧はその晩に自殺をしたというのです。

　反対に，余命の期間を聞き出し，その間に充実した余生を送った患者さんも多くいます。結局のところ患者さん自身が生き甲斐を持ち，それを支えてくれる家族・知人がいるかどうかが，がんに対してもくじけることなく戦っていけるかどうかを決めているのではないでしょうか。そうであるならば，本人に知らせるかどうかも，単にこれまでのように患者さんがどういう性格かといったことだけで決めるのではなく，あるいはただ修羅場を避けるために隠しておくのではなく，みんなでじっくり話し合うことが必要になるでしょう。早期・中期で充分治る可能性を持った状態であるならば，基本的には告知をする。遠隔転移があるなど厳しい状況下にある場合は，原発巣の状態についてのみ知らせるなど，個々の状況に応じて対応すべきと考えています。医師が「あと数カ月の余命

です」などという予測を，ましてや患者本人に告知することは論外といえます。

　私ががん外科に夢中で取り組んでいた頃の経験で，印象に残っていることがあります。それは，がんを告知したとき，世代によってそれを受け止める反応が大きく異なるということです。明治生まれの人は手術を含めたあらゆる状況に対して常に泰然としており，告知をすることにも不安感があまりありませんでした。それに比較して大正生まれは多少不安定であり，昭和生まれとなるとよほど心してかかる必要があると思うような反応があるのが普通だったのです。

　これは，死が日常であった戦争体験の有無が関与している可能性もありますが，それよりも人間の質が時代とともに変化してきているせいなのかもしれません。そうであるならば，今後は従来以上に告知に関しては慎重さが要求されるようになるかもしれません。


　私はがんを含めすべての疾病について，基本的には西洋医学と東洋医学はお互いの分野をわきまえて，協力して診断・治療を行うことが望ましいと考えています。現代の医療は，西洋医学で診断も治療も全部やろうということを目指してきたわけですが，少なくとも診断学においては西洋医学的なもののほうに軍配をあげることができます。ただし治療学においては西洋医学の経験年数が2百〜3百年であるのに対して，東洋医学は2千〜3千年もあり，しかも西洋医学は動物実験を基礎にしているけれど，東洋医学は膨大な数の人間の臨床を基礎にしたものです。ですから，現代医学がそうしたものをうまく利用していけば，より優れた医療が生まれてくると考えられるわけです。

# 第4章
# 中国医学だから
# オーダーメイド治療ができる

## 日本の東洋医学には3つの流れがある

　中国で数千年前に起こり，発展し，現代に連なっている伝統的医学である中国医学には，漢方薬を煎じ液や散薬，丸薬などの形で用いる薬物療法以外にも，鍼灸・気功・マッサージなどがあります。

　一般に東洋医学というと，中国医学ばかりでなく，インドのアーユルヴェーダやチベット医学，イスラム医学など，アジアに広がる伝統医学全般を指すものと考える人が多いでしょう。しかし，狭義の東洋医学は，中国医学の一支流といえる日本漢方を含めた医学を指すことが多いです。

　中国医学もその歴史のなかでインドなどの医学から大きな影響を受け，適宜その知識を取り込んで発展してきています。特に貿易・交流の発展にしたがって多くの生薬が中国医学に取り入れられてきたことは事実で，今後も相互に知識交流することでますますその価値が高まるであろうと思われます。残念ながら私には他分野の東洋医学の知識が乏しいので，この本で述べる内容は中国医学に限ったものになります。

　現代の日本ではほとんどの人にとって医学とは西洋医学的知識のことであるため，中国医学の概念はその用語を含めて非常にとりつきにくいと思われます。しかしその根本の考えは日本人ならばさほどの抵抗なく受け入れられるであろう東洋的考えにのっとっていますし，なるべく専

門用語を使わないようにしてみますので，熟読していただければすっと身に付けることができるだろうと思います。

　さて，中国医学は3千年，あるいは4千年の歴史があるといわれています。その源流をたどっていくと，黄河の流域を中心とした「北方圏医学」と，揚子江の流域を中心に発達した「南方圏医学」の2つに行き着きます。このうち，北方圏医学は按摩・鍼・灸のいわゆる鍼灸医術といわれるものであり，南方圏医学がいわゆる漢方薬を中心にした医学ということになります。

　こうした中国の古典医学が体系化されるのは，今からおよそ2千年前のことです。漢方医学の医療に関する原典が『黄帝内経（こうていだいけい）』，薬物に関する原典が『神農本草経（しんのうほんぞうきょう）』，薬物療法の原典が『傷寒雑病論（しょうかんざつびょうろん）』という書物でした。さらにこれらがそれぞれに発展して，現在残っている形は，『黄帝内経』は『素問』と『霊枢』という2種類の本，『傷寒雑病論』は『傷寒論』『金匱要略』の2種類，『神農本草経』はそれ以後に著された本から収載した形のものが残っていて，江戸末期の江戸医学館で活躍した森立之（もりたつゆき）の著した『本草経攷注（ほんぞうきょうこうちゅう）』(1857年上梓) が最も優れたものとされています。

　平安時代に日本にはじめて伝えられた漢方医学は，特に中国の金・元時代の医学の影響を受け，従来の古典医学から大きく変化したものでした。これを基礎とする日本の漢方医学は「後世方（ごせいほう）」と呼ばれています。また，江戸時代中期に起こった儒教などの学問分野では，中国の重要な古典を基礎にしようというルネサンス運動の「古方（こほう）」復活の動きがあり，それが医学にも波及し『傷寒論』『金匱要略』などの研究活動が起こり，こうして生まれた漢方医学が「古方」として伝えられています。

　「漢方」とは，『傷寒論』が「漢」の時代の医聖・張仲景が著した本であり，そこに載っている処方ということから「漢方」の名が出たようです。江戸時代末期にオランダ医学が伝わり，「蘭方」と呼んだのに対して呼ばれるようになりました。

第4章　中国医学だからオーダーメイド治療ができる

　一方，本家の中国でも伝統医学は独自に発展し，「中医」と呼ばれています。清代には勅命で当時の中国医学を集大成した『医宗金鑑』（1749年）が編纂され，今日の中国医学へと続いています。日中が国交回復した1970年代以降，この「中医」が日本に上陸しました。私が中国で視察し，都立豊島病院で実地の臨床指導を受けながら勉強してきたのは，この「中医」です。

　このように，日本の漢方医学には「後世方」「古方」「中医」という大きく3つの流れがあり，東洋医学の重要な一部を為しています（図❹）。その治療法は，「漢方薬」だけでなく，鍼灸・養生・按摩・気功・太極拳なども含んでいるのです。

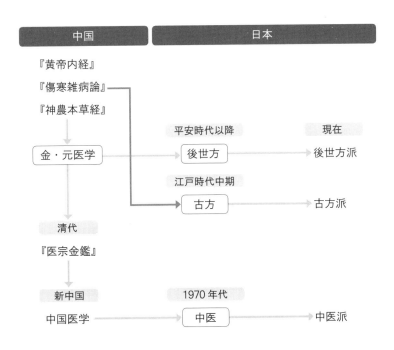

図❹　現在の日本の漢方医学3派

総論

# 健康の基本は陰陽五行のバランス

陰陽五行学説は，古代中国の自然哲学です。そして，それを人体に適用することが中国医学の基本概念となります。

## 陰陽論

人体の臓腑を含め自然界の物には，陰と陽の両面があります。そもそも「陽」とは太陽であり，日向(ひなた)であったでしょうし，「陰」とは月であり，日陰(ひかげ)であったと思われます。人体でいえば，たとえば「腎」の働きには，陰の働きを意味する「腎陰」(＝腎水)と，陽の働きである「腎陽」(＝命門の火)が存在すると考えます。そして，水と火のバランスがとれている状態が健康であり，どちらかが減少すると病的症状が現れることになります。

水の働きが減少すると，相対的に火の働きが強まり，手足がほてったり，口が渇く・不眠・便秘といった症状が現れます。この状態を腎陰が不足していることから，「腎陰虚」と呼びます。逆に火が弱まり，水の働きが強くでると，冷えを思わせる症状が表に出てきます。この状態を「腎陽虚」といいます。

また，人体の各臓器そのものを，陰と陽に分けることもあります。たとえば，腎は陰に属し，心は陽に属すと考えます。心の火が下に降りていき腎の水を温め，腎水が上に昇っていって，心火を抑えることになります。このように，腎と心という陰と陽がバランスよく交わっているのが，正常な状態というわけです。これを「心腎相交(しんじんそうこう)」といいます。ところが，ここで腎の働きが低下すると，心火を抑えられなくなるため心の火が過度に盛んになって，上に昇ってしまい，イライラし，不眠のような状態になります。この状態を「心腎不交(しんじんふこう)」と呼びます(図❺)。

第4章　中国医学だからオーダーメイド治療ができる

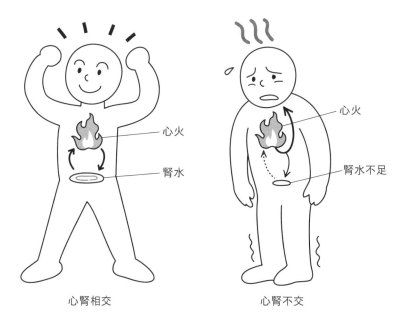

図❺　心腎相交と心腎不交

## 五行学説

　一方，五行学説という考え方もあります。五行学説とは，自然界に存在するあらゆる物が，木・火・土・金・水の5つの要素から成るとする考え方です。そしてこれらの間には法則性があり，それにしたがって自然界の現象が進んでいくと考えるのです。
　これら5つの要素にはそれぞれに意味があり，「木」は生長を意味し，「火」は炎熱や上行を，「土」は万物の育成や変化，「金」は柔らかで思うままに姿を変える変革，「水」は潤い下へと流れることや寒冷を意味します。
　これら五行は人体にも当てはめることができます。五臓六腑の五臓と

### 表❸　五行の相関

|  |  | 木 | 火 | 土 | 金 | 水 |
|---|---|---|---|---|---|---|
| 自然 | 五方 | 東 | 南 | 中 | 西 | 北 |
| 自然 | 五味 | 酸 | 苦 | 甘 | 辛 | 鹹 |
| 自然 | 五色 | 青 | 赤 | 黄 | 白 | 黒 |
| 自然 | 五化 | 生 | 長 | 化 | 収 | 蔵 |
| 自然 | 五季 | 春 | 夏 | 長夏*1 | 秋 | 冬 |
| 自然 | 五気 | 風 | 熱 | 湿 | 燥 | 寒 |
| 自然 | 五臭 | 臊*2 | 焦 | 香 | 腥*3 | 腐 |
| 人体 | 五臓 | 肝 | 心 | 脾 | 肺 | 腎 |
| 人体 | 六腑 | 胆 | 小腸 | 胃 | 大腸 | 膀胱 |
| 人体 | 五官 | 目 | 舌 | 口 | 鼻 | 耳・二陰 |
| 人体 | 五液 | 泪 | 汗 | 涎 | 涕 | 唾 |
| 人体 | 五体 | 筋 | 脈 | 四肢 | 皮毛 | 骨 |
| 人体 | 五志 | 怒 | 喜 | 思 | 悲憂 | 驚恐 |
| 人体 | 五声 | 呼 | 笑 | 歌 | 哭 | 呻 |
| 人体 | 変動 | 握 | 厥 | 噦 | 咳 | 慄 |

\*1．長夏：旧暦6月のころ昼の長い日。
\*2．臊：むかむかするような，くさいにおい。
\*3．腥：なまぐさい。

は，肝・心・脾・肺・腎，六腑とは，胆・小腸・胃・大腸・膀胱・三焦を指しますが，この三焦を除く五臓と五腑に，五行のそれぞれ木・火・土・金・水を当てはめるのです（表❸）。

ここでたとえ話をしてみましょう。Aさんは「毎年春になると倦怠感が強くなり，気力がわかず，逆に些細なことでイライラしたりすることが多く，下腹部や季肋部の脹満感が強まり，時には疼痛を感じることが

あります。また長時間歩いたり，立ちっぱなしなど，下肢に負担をかけることが多い日には，夜間や明け方にちょっとした動作がきっかけとなって，ふくらはぎがこむら返りを起こすことが多くなりました。また最近は視力の低下も自覚するようになってきた」という主訴で，クリニックを受診しました。

仮にAさんが西洋医学の総合病院の受付で相談すれば，心療内科・消化器内科・整形外科・眼科に別々に受診することを勧められるでしょう。

じつはこれらの多岐にわたり相互に無関係にみえる症状は，中国医学の立場からみれば，すべて「肝」と「胆」と呼ばれる臓腑の機能異常によって起こると考えられます。もう少し具体的にいえば，Aさんの症状は主として肝血不足と肝気（胆気）の鬱結（流れの滞り）による症状ですから，肝血の量の不足を補い，肝（胆）の気の巡りを良くすることで解決できます。「肝胆は血足りて気舒か，血欠けて気結ぶ」という古言がぴったりの状態といえます。肝臓と胆腑はいわゆる五臓六腑の表裏の関係になります。

西洋医学で最も重要な脳神経系が五臓六腑には含まれていないため，中国医学は無価値であるとする説を耳にすることがあります。実際には逆で，「こころ」は他の臓腑以上に重要であると考えていたらしく，単独の臓器にすべての役割を与えることをせず，五臓六腑にその機能を分担させているのです。たとえば「こころ」を精・神・魂・魄・意に分け，その役割を五臓に振り分けています（たとえば「肝は魂を主る」）。

また種々の感情（喜・怒・悲・憂・驚・思・恐）も特定の臓腑に関連するものと考え，分担させました。たとえば怒りという感情は肝と密接に関係し，仮に肝の血分が不足すればイライラして怒りっぽくなる，肝気（胆気）が不足すればちょっとしたことにも怯えやすくなると考えました。

また五臓には季節（たとえば肝は春），感覚器官（たとえば肝は目），組織（たとえば肝は筋）のように，それぞれの臓腑に関連するものが決

められています。先にお示ししたAさんの症状は多岐にわたっていますが，肝との関連で症状の説明ができることがわかるでしょう。

　五臓の関連は，中国古代の哲学思想の五行学説にもとづいて考案されたものと思われますが，前にも少し述べた陰陽論と並んで中国医学の基礎理論を形成しています。

　Aさんの症状を見てもわかるように，気・血・津液の状態（ここでは肝の気分や血分の不足）を改善することで，肉体と精神の両方の症状に対応することができるのです。

　「心身相関」という言葉があるように肉体と精神は相互に密接な関係があると考えられています。一般には肉体と精神は相互に影響し合うというふうに理解されていますが，中国医学の場合はさらに一歩踏み込んで，気・血・津液という身体を構成しているものの状態が，心身双方に影響を及ぼすという考えになります。

　現代日本のように冷飲食の摂取といった不摂生が，あまりに日常的であるため，問題視されることもない社会では，気の産生を主る脾胃（消化器）や肺（呼吸器）の機能が習慣的な冷飲食の結果低下しています。慢性的に気，さらには血や津液の不足状態を呈している人が多く，結局，心身ともに健全でなくなっています。その結果として，じつに様々な異常状態がみられるようになっています。

　ところで，中国医学でいう臓器は，西洋医学でいう臓器とはかなり異なった概念です。むしろ，東洋医学の臓腑の名前が意味するところは，西洋医学の解剖名とはまったく別のものだと考えてよいでしょう。おそらくその責任は江戸時代（1774年）に訳出された『解体新書』にあると思われます。この本は日本ではじめて翻訳された近代西洋解剖学の書物ですが，杉田玄白らが西洋解剖学の臓器名を翻訳するときに，中国医学の臓腑の名を流用したため，現在に至る混乱が起きました。個々の臓や腑が持つ意味（役割）は広く，適切に西洋医学の概念で表現することは不可能に近いのですが，近年の西洋医学の発展によって，たとえば老

第4章　中国医学だからオーダーメイド治療ができる

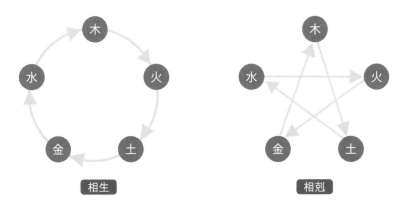

図❻　五行の相生と相剋

化抑制遺伝子クロト（Klotho）が腎臓などから分泌させるクロト因子と，中国医学で成長・老化と密接な関連を持つ「腎」と呼ばれる考えとの関連性など，徐々に解明される可能性が出てきています。

　五行の間には，互いに生み合い助け合う「相生関係」と呼ばれる関係と，互いに働き過ぎないように抑制する「相剋関係」と呼ばれる関係があります（図❻）。相生関係は，木が火を生じ，火は土を，土は金を，金は水を，水は木を生ずるという親子関係のようなものです。逆に相剋関係は，木が土を抑え，土が水を，水が火を，火が金を，金が木を抑える（働きが強くなり過ぎるのを調整する）という主と従の関係です。自然界はこの相生，相剋の平衡関係を維持することで全体としての調和を保っています。このことは，人体においてもいえることです。人体の生理活動の中心である五臓六腑が，この相生と相剋の平衡関係を維持することによって，私たちは健康状態を維持することができるのです。もし陰陽のバランスが崩れ，失調が起きると，この臓腑間の平衡関係が乱れてしまい，病気になってしまいます。

39

## オーダーメイドの処方が行われる中国医学

　中国医学では，患者を診断するとき，「陰陽・虚実・表裏・寒熱」と呼ばれる身体内の状況を把握することで診断します（弁証）。自己治癒力や抗病力をみたり，「気」「血」「津液（水）」と呼ばれる身体を構成する物質の状態を把握することを重視してきました。そのためには，痛みや不快感など患者さんの訴え（自覚症状）や，身体（眼，耳，鼻，舌，身という「五官」）上のサインを読み取っていくことがポイントになります。こうしたサインの組み合せ，つまり症候群を「証」と呼び，その証に対する治療法が用意されているのです。同じ患者でもその日の状態によって証が変わることがあり，これによって治療法も変わるのですから，じつにデリケートな医療ともいえるでしょう。

　前述した通り，中国医学の診断は「証」といいますが，証を決定するための診察は，望診・聞診・問診・切診の4つに分けられます。これを「四診」と呼びます。

望診：顔色や姿勢，体つきなど全身の状態を観察する「視診」および，舌の状態をみる「舌診」がある。
問診：患者との問答から既往症や自覚症状を知る。
聞診：患者の声や呼吸，咳を聞いたり，排泄物などのにおいをかぐ。
切診：脈を手指で圧して調べる「脈診」と，腹部を触診して症状を把握する「腹診」がある。

　中国医学の診断では，「陰陽虚実」や「気」「血」「水」の状態を把握し，「気陰両虚証」とか「肝腎陰虚証」などというふうに患者の状況を表す証が決定されます。この診断名を「証」と呼ぶため，この過程を「証を辨かにすること＝辨（弁）証といいます。この証に従って治療法（治法）を決め，基本処方を定め，治療薬の処方を組み立てます。

第4章　中国医学だからオーダーメイド治療ができる

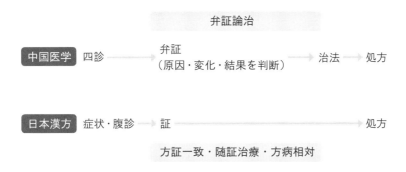

図❼　中国医学と日本漢方の診断治療の違い

　中国医学では診断のなかで，疾病の原因が何か，それによって体内でどのような変化が起こっているのか，その結果どんな現象が現れているのかを判断して，それに対して長い歴史の経験のなかから作り出された薬の処方が適用されるのです。こうした方法を「弁証論治」と呼びます。
　一方，日本に伝わる漢方は，証が決定すれば，ただちに治療薬が決定します。たとえば葛根湯という薬に合った症候群を「葛根湯の証」といいます。このように診断と治療法を結びつけることを「方証一致」「随証治療」「方病相対」などと呼びます（図❼）。これは，むしろ西洋医学がまず病名を決めてから薬（治療法）を決めるというやり方に似ていて，中国医学の基本である，病気の原因，それにもとづく体内の病理変化，そして結果としての具体的症状といった論理プロセスをほとんど無視したものです。
　私は日本では漢方が間違って注目されているように思えます。かつて漢方医は古典を読んで，脈をとったり，お腹を触ったりして師匠から診断のやり方を学んでいたのに，最近の医師はあまり勉強しなくなっているようです。そこへ，エキス剤のような使いやすいものが入り込んでいるわけです。その結果，「漢方は気休めに使う薬」という認識を持ってしまっている医師が少なくありません。

このように中国医学と日本漢方は，論理思考にもとづく診断，さらに治療の方針・用薬法ともに大きく異なるものになっています。患者個人の体質や病気の状態を見極めながら，最適な漢方薬を使い分けていく中国医学は，「オーダーメイド」の治療なのです。

　中国医学は，患者の体質に応じて個人別に違った処方をする「同病異治」と呼ばれる方法であり，日本漢方ではこれを用いることができません。これでは細かい症状まで拾っていきながら細かく一つひとつの生薬を入れていくというオーダーメイドの対応ができないわけです。

# 第5章
# 統合医学によるがん治療の根本は自己治癒力の向上

## 統合医療とは

　統合医学とは Integrative Medicine の略ですが，欧米では東洋医学などの伝統医学を意味する Alternative Medicine（代替医学）に代わって，近年この言葉が用いられるようになってきています。東洋伝統医学だけにこだわらず，西洋医学の知識をふまえた，よりいっそう高次の医学を目指す姿勢も感じられ好ましい用語だと思います。

　数千年に及ぶ経験を背景とする治療医学としての東洋（中国）医学と，精緻な診断力を持ち，麻酔学の発展を背景とする外科手術の技術的発達を持つ西洋医学を組み合せることが統合医学としての骨子です。

　東洋医学の意味するものが，現在日本で一般に行われている漢方エキス剤（保険収載）を使いこなす程度の能力ではないことをまず明らかにしなければならないでしょう。

　病名と処方を対応させる「方病相対」という，ほとんど理論的説明ができない方法によってエキス剤を使う程度のことを，東洋医学あるいは漢方と思ってはなりません。ましてや保険収載されているエキス剤の保険適応症状は，本来の処方が持つ役割に比べると非常に限られたものです。たとえば六味丸エキスの適応症としてあげられているのは，排尿困難・頻尿・むくみ・かゆみの4つです。これでは泌尿器系等の薬かと思われますが，本来の六味丸の適応は「腎陰虚証」と呼ばれる状態で，「先

天の本」と称される「腎」を構成する物質「腎陰」「腎陽」のうちの「腎陰」が不足した状態を意味します。喘息でも，肝炎でも，腎臓病でも，アトピーでも，とにかくあらゆる種類の病状の原因が腎陰虚であれば，適応となる処方なのです。日本漢方の診断は，先人の経験にもとづき組み立てられているために，中国医学と異なり，正しい診断，それにもとづく処方という明確な理論過程がないのです。

　さて，話は戻りますが，診断における西洋医学の価値は非常に大きいと思いますが，治療に関してはどうでしょうか？　世界の多くの国で伝染病のほとんどが消滅あるいは減少するなど，細菌などの感染症に関しては一時勝利宣言まで出されましたが，近年新たな病原菌や耐性菌問題がクローズアップされ，むしろ突然変異によって抗生物質に対応する細菌側の勝利がささやかれるようにさえなっているのが現実です。

　これは，人間に仇なすものは徹底的にたたき排除すればよいとする近代西洋医学の基本的テーゼの破綻の結果でしょう。医学に限らず，西洋文明は自然との共存によって，それを支配し征服することに目的をおいてきました。この考えが誤りであったことは多方面において指摘され反省されつつあるのですが，治療医学においては未だ不充分であり，依然として病巣を切除し，病原を叩くことが治療の根本主題になっています。こういった病原を一方的に叩くという治療手法の結果，MRSA（メチシリン耐性黄色ブドウ球菌）などの重症感染症が問題となってきているのが現実です。

　このような場合，中国伝統医学では全身の気・血・津液の状態を改善することで，免疫力向上を意図し，さらに抗菌作用を持つ生薬を併用し，煎じ薬として一緒に服用することで対応します。つまり人体の構成物質である，「気・血・津液」の量を補い，流れの滞りを調整することが免疫力向上につながるのです。この手法を用いることでMRSAなどに対しても1～2週間程度の服薬で充分対応できるのです。

　日本人の2人に1人が死亡する，現代の最大の難病といえるがんに対

しても同様のことがいえます。つまり，全身の免疫力を向上させつつがんを叩くことが必要といえます。これまで全世界で膨大な研究開発費を消費しながらも，有効な免疫療法は見つかっていません。これは免疫向上というものは個人個人個別に対応する必要があることを誤認し，全員に有効な免疫療法剤を開発しようとしてきたことにあります。中国医学の診断治療は，まさに「同病異治(どうびょういち)」という言葉に表されるごとく，たとえ同じ疾病であっても一人ひとり個別に診断治療することが原則であり，これこそが本来の免疫療法のあり方の趣旨に合致します。

## 気・血・津液を補うことと流れを改善することが問題

　不幸にしてがんが発病してしまった人は，発病の原因となる免疫力の低下があるわけですが，この免疫力の問題は，発がんばかりでなく，がんに罹った後の経過にも大きく影響します。免疫力が低下する原因として挙げられるのは，特に2つの点です。飲食の不摂生と，気晴らしが下手（ストレスを上手に発散できない）といった性格的な問題です。いったん低下した免疫能を復活させるためには，薬だけに頼ってはだめで，徹底的に従来の生活を反省し，生き方を180度変換するほどの自己管理が必要になります。そのためには従来の生活のどこに問題があったのかを分析し根本的に改めることが要求されます。初回治療が終わり退院するにあたり，このことをしっかり確認し覚悟しなければ，がん発症の根本をなおざりにしたままなのですから，再発・転移は火を見るよりも明らかです。

　がんが発症する背景因子としてまず挙げるべきは，気・血・津液の量の不足ですが，これは内臓の機能が低下して充分な気・血・津液を作れないためです。ただし，これを背景としますが，がんができるうえで直接問題になるのは気・血・津液の「流れの滞り」です。

　また，がんは同じように気の滞りがあるとしても，さらに血の滞り（瘀

血）が加わるタイプと，津液の滞り（痰飲）が重なるタイプの2つに大別できます。この考えをはじめに明らかにした広島の十河孝博医師は前者を「瘀血型」，後者を「痰塊型」と呼んでいます。瘀血型に属するものとして舌がん・乳がん・卵巣がんの一部・子宮体がん・肝細胞がん・腎臓がん・膀胱がんなどがあり，痰塊型に属するものには多くの頭頸部がん・肺がん・食道がん・胃がん・膵臓がん・胆嚢がん・大腸がん・前立腺がん・子宮頸がん・卵巣がんの一部などがあります。

　がんの直接原因が気・血・津液の流れの滞りであることから，漢方薬を使ってはじめに行う治療はこの流れの改善です。一般には，体力回復・免疫向上などのお題目の下に，朝鮮人参などを主とする漢方薬がしばしば用いられていますが，こういった種類の薬ははじめの段階で用いるものではなく，第二段階の気・血・津液の量を増やす過程で用いるべきものです。

　もし，はじめに気・血・津液の流れの改善を行わずに，こういった気・血・津液を補う薬を用いれば，流れの滞りを増悪させる危険性があり，別の見方をすればせっかくの薬が逆にがんを増殖させることに働いてしまう危険があるといえます。

　じつはこうした考え方がないがしろにされることが少なくありません。たとえばテレビなどによく出てくる漢方医は，「がんには朝鮮人参がよい」などと，じつに簡単に決め付けたりしています。朝鮮人参は気・血・津液の量を補う薬ですが，実際のがんには気血の滞りによって起こるものが多く，そのためにも，まず流れを正常化しなければなりません。それをしないままでこういった薬を用いれば，川を堰き止めておいてダムを放流するようなもので，かえってがん細胞に栄養をつけるような結果になり危険です。中国医学の治療の筋道を基礎からしっかり勉強することが大事です。

## 気・血・津液の流れの改善状況に合わせて投薬

　流れの滞りを治す治療を「標治法」、量を増やす方法を「本治法」と呼びますので、標治法を先に行い、ついで本治法を行う「先標後本」ががん治療の大原則といえます。ただし同じ先標後本といっても、患者さんも一人ひとり身体の状態が異なりますから、その状態に応じて、標治を8割、本治を2割から始める人もいれば、6対4の人、5対5の人など様々です。いずれにしても、気・血・津液の流れの改善状況を四診で見極め、徐々に本治法優先の治療薬に変えていきます。

　こういった基本をふまえて、まず気の流れの改善を行い、さらに瘀血型のがんの場合は三稜・莪朮・川牛膝・沢蘭・失笑散・乳香・没薬・桃仁・紅花・田七末などの瘀血を除く力のある生薬をがんの種類に応じて適宜組み合わせます。痰塊型の場合は半夏・貝母・天南星・栝楼・葶藶子などの袪痰薬に、白花蛇舌草・半枝蓮・半辺蓮・草荷車・金銭草・竜葵・菝葜などの抗がん作用を持つ清熱解毒系の生薬を加えて処方します。

　また、基本的にがん患者さんは再発などに対する恐怖心を持っているため、不安を除く処方を組み合わせると効果的です。近年、私は「温滋潜陽法（温潜法）」と呼ばれる処方の組み合わせをよく用います。それは竜骨・磁石・牡蛎などの重鎮薬に、附子などの温陽薬を組み合わせることで、「虚陽上浮」（腎陽が衰え、陰が下に盛んで微弱な陽気が上に浮越すること）などと呼ばれる病態に対応し、そこに酸棗仁・茯神などの安神作用を持つ生薬を加味します。

　次の段階に行う、気・血・津液の量を増やすことを目的とする生薬は、胃腸や肺などの内臓を強化して気の取り込みを高める働きを持つものということになりますが、人参・黄耆・黄精・麦門冬・天門冬・地黄・何首烏・菟絲子・玄参・葛根など非常に多くの生薬があり、目的に応じて組み合わせます。ただし瘀血型・痰塊型に応じて、駆瘀血薬や清熱解毒薬は常に配合する必要があります。

総論

## コタカ式がん治療の中心となる三者併用療法

私のがん治療では具体的に煎じ薬・散薬・軟膏の三本柱で展開します。

### 煎じ薬

中心となるのは四百数十種類の生薬から診断にもとづき選んだ，ほぼ15〜20種類くらいの生薬による煎じ薬です。これで，気・血・津液の流れの調整と量の不足に対応します。前述したように当初は流れの滞りを除くことに主眼を置き，徐々に流れが順調になるにつれそのための治療薬を減らし，量の不足を補い内臓の力を強くすることに主眼を移していきます。自覚症状の変化に注意するとともに，中国医学の診断法にもとづいた脈や舌，腹の所見の変化に細心の注意を払い，処方を毎回少しずつ変えていくことになります。

先ほども述べましたが，最近，私はこの煎じ薬の組み合わせ方を大きく変えつつあります。それは中国医学の歴史のなかにある「中医火神派（かしんは）」（コラム参照）と総称される先輩たちの理論を取り入れているからです。

理論の基本は前述した「温滋潜陽法（温潜法）」です。腎陽虚と呼ばれる人体の生命力の一部が不足している人たちは，「虚陽上浮（きょようじょうふ）」という状態になり様々な症状をきたすため，これを「引火帰源（いんかきげん）」（上尤した心腎の虚火を下して腎陽に帰す方法）して平常に戻そうとするものです。附子などの温陽薬に磁石・竜骨・牡蛎など重鎮安神薬と総称される鉱物薬を大量に用いるのです。さらに腎と関連する「こころ」である「志」を補うことを併せて行います。酸棗仁・茯神・巴戟天などを用いますが，これらは，がん患者が根本的に持っている「再発への不安感」を解消することにも役立つのです。

習慣的な冷飲食などによって肺と脾胃を冷やし続けてきた人は，当然

# Column

## 中医火神派

　火神派（温陽派・扶陽派とも呼ばれる）とは，清代の鄭欽安（寿全）(1824-1911)が開祖となる，百数十年の歴史という比較的新しい学派です。『周易』『黄帝内経』の自然観・身体観を基本にし，「陽気を重んじる」点を最大の特色としており，特に附子・桂枝・乾姜などの温熱薬を大量に用いながら経方を巧みに応用する流派です。

　火神派の医家としては，鄭氏の弟子の盧鋳之を始め，呉佩衡・祝味菊・唐歩祺・徐小圃・範中林らが知られています。現在は元・成都中医薬大学の盧崇漢教授（盧鋳之の孫）が火神派の伝承者として活躍するほか，山西省の李可老師も代表的火神派医家の一人とされます。開祖・鄭欽安の著した『医理真伝』『医法円通』『傷寒恒論』の３冊が火神派の核心となる代表作です。その他の医家の著書には祝味菊の『傷寒質難』，呉佩衡の『麻疹発微』『傷寒論新注』などがあります。

　火神派の主張する「腎陽（命門の火）の重視」は，明末清初の温補学派・張景岳らの「命門学説」と同類の学説だといえますが，温補学派が「陰中求陽」を唱えて滋陰を併用しているのに対して，火神派は「陽主陰従」を主張している点で，まったく異なっています。火神派の祖・鄭欽安は腎陰・腎陽を明確に区別して純陽の薬のみを用い，一切の養陰薬を用いていません。鄭氏以降の火神派医家たちも，「温補」を基本とする点でみな共通しています。ただし，個々の医家を比較すると，治法や用薬のうえではそれぞれに特徴と違いがみられます。

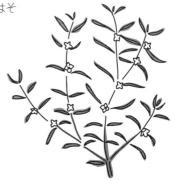

　近年，中国国内では書籍・雑誌・新聞等で火神派がたびたび取り上げられ，大きな話題を呼んでいます。そこでは賞賛の言葉から批判に至るまで，さまざまな意見があがっていますが，中国医学の啓発的な学術理論を内包しています。

> **修治について**
>
> 　漢方生薬の医薬学的な価値・効果を高めるために行う操作のことで，現代の中国では「炮製」といいます。
> 　修治の主な目的は，毒性・副作用の緩和と必要な作用の増強・改変にあり，「炒」「炙」「鍛」などがあります。たとえば葶藶子・酸棗仁などの種子類はその殻を破り成分の抽出を高める目的で炒めます。また白朮を伏竜肝（使い古したかまどの底の土）とともに炒める「土炒白朮」は下痢を止める作用が強くなります。
> 　詳しくは茨城大学真柳誠教授のHPを参照されたい。
> http://mayanagi.hum.ibaraki.ac.jp/paper04/shujikanpo.html

ながら腎陽虚の状態に近くなっている場合が多く，そこにこの理論が成り立つ根拠があるのです。この新しい組み合わせ方を用いるようになって以来，患者さんの病状の改善は大きいと感じています。具体的な用薬法については各論のなかで触れることにしましょう。

## 散薬

　煎じ薬のなかにも本来の診断に矛盾しない範囲において抗がん的作用を持つ植物生薬を適宜用いますが，その力の不足を補うために抗がん作用を持つ動物生薬を使います。しかしこれらの動物薬は細菌を持っているおそれがあり，また生臭くて飲みにくいといった問題もあります。

　そこで，これらを低温で蒸し焼き，炭とし，粉末にして散薬として服用してもらっています。黒焼（炭薬）は本来の生薬が持っている薬効よりも作用が強まるという，古来よりの考えを応用したものです。がんのできている部位によって用いる動物炭薬の種類と組み合せを変えます。

　また古来より最も優れた免疫向上作用を持つといわれる「紫霊芝」や

「冬虫夏草」なども適宜煎じ薬として用いるようにしています。こういった薬は，あくまでも全体の弁証にもとづいて組み合された煎じ薬と一緒に用いることによって効果を現すことができると思っているので，高価なものでもあるため，いわゆるサプリメントとして用いることには注意が必要でしょう。

### 軟膏

　さらに，以上のように，それぞれ役割をもった植物を主とする煎じ薬と動物炭薬の粉末の投与に加えて，同じく抗がん的作用などを持つ鉱物薬を動物炭薬とともに粉末にしてワセリン基材の軟膏としたものを用いています。

　軟膏には痛みを除くことを目的としたもの，胸水や腹水などを除く目的のものもありますが，主役はがんを叩く目的のもので，がんの種類に対応するために数種類作ってあります（表❹）。

　これらの軟膏は，がんのできた部位に応じて選択されたツボに，少量ずつ1日5回以上塗ってもらいます。たとえば肝臓がんであれば肝経という経絡上にある行間穴と呼ばれるツボに，さらにリンパ節への転移防止のために三焦経の中渚穴というツボに，また静脈を介する転移を防止するため心包経の内関穴というツボなどに塗ります。

　このように，自らの手でツボに軟膏を塗るという自発的な行為は，患者さんがこれまでの生活の問題点を反省し改善するとともに，闘病への意欲を高める機会にもなります。西洋医学のように，患者さんをまな板に乗せ，医者の言いなりにするのではなく，患者さん自身が積極的に治療に参加し「自分で治す」という心を持ってもらうことが大切です。

　この三者併用療法を始めて以来，治療成績は煎じ薬単独よりずっとよくなりました。

総論

表❹　がん治療でよく用いる軟膏

| 軟膏名 | 内容 | 使用法 |
|---|---|---|
| 駆瘤膏ⅡA | 蟾酥・烏頭・麝香・牛黄・竜脳・白礬・雄黄・鵝管石・五味子・トルマリンの粉末をワセリンに混入して，10gの軟膏とする。 | たとえば前立腺がんの場合は両側の崑崙穴・京骨穴・行間穴に1～2時間おきに塗布する。 |
| 駆瘤膏Ⅳ | 全蝎炭・蜈蚣炭・露蜂房炭・斑猫炭・白僵蚕・硫黄・烏頭・麝香・牛黄・桂皮・五味子の粉末をワセリンに混入して，10gの軟膏とする。 | 駆瘤膏ⅡAと同じ経穴に15分後に塗布する。 |
| 免疫膏 | 補気血膏（熟地黄・当帰・川芎・白芍・人参・黄耆・茯苓・甘草）・理気活血膏（香附子・川棟子・延胡索・当帰・川芎・沈香・檀香・冰片）・定喘膏（白礬・天南星・白芥子・天仙子末）を混合する。 | 左太渓穴・右後渓穴・右太淵穴・左公孫穴・大椎穴の5カ所に1～2時間ごとに繰り返し塗布する。 |

## 刻々と変化する証と処方

　がん治療の投薬を開始し，気・血・津液の流れが改善するにつれ，徐々にこの類の生薬を減らしていき，同時に内臓の力を強化し気血津液の不足を補うことを目的とする生薬を増やしていきます。

　身体の状態は変わっていくのですから，1～2週間ごとに外来診察を行い，そのたびに診断（四診）の所見にもとづいて処方内容を変化させます。つまり証にもとづく処方が変化することになります。

　治療方針は，おおむね気・血・津液の流れの滞りを改善する方針（標治）から，気・血・津液の量を増やす方針（本治）へと変化させます。日常的に患者さんの状態は変化するものですから，同一の処方薬を数カ

月にわたって用いるようなことはあり得ません

　ところが，よく「3カ月（あるいは半年くらいでもよいですが）同じ漢方薬を飲み続けたら良くなった」といった話を聞きます。これは一体どういうことでしょうか？　おそらく1回あたりに使う漢方薬の量が少ないために，数カ月も同じ薬を使って問題が起こらないのだと思われます。この数カ月後に良くなったというのは，ひねって考えれば，本当に薬が効いたためなのかどうか疑問といえないでしょうか。数カ月といえば，途中でカゼをひいたり，お腹をこわすこともあるでしょうから，同じ薬を飲み続けること自体が不思議であるといわざるを得ません。

　受診中の患者さんが途中でカゼをひいたと連絡があったようなケースでは，従来の漢方薬は一時中断してもらうことが必要です。そして，その症状に応じて，5分程度煎じて使うようにあらかじめティーバック状に作ってある振り出し型のカゼ薬を，10数種のカゼ薬のなかから選択し処方します。こんなことをするのは，カゼをひいたときは身体の状態（証）が通常のときと変わっているからです。

　通常，私が使う漢方生薬の量は，日本漢方の医師や薬剤師が処方する量の5倍程度，ときには10倍以上ということもあります。これだけの量を一気に使うのですから，1～2週間で証が変化するというのも理解していただけるのではないでしょうか。その代わり四診による弁証を正確にしなければ，当然いろいろな副作用など問題が起こる可能性があります。それだけ「弁証施治」には真剣に取り組む必要があるといえます。

## QOLの面からも効果は歴然

　がんの進行度は，腫瘍がどのくらいの大きさになっているか，周辺のリンパ節にどれほど転移しているか，遠隔臓器への転移はあるかの3つの要素で決められます。これはTNM分類といって，国際的な規約として使われています。

このTNM分類をもとに，がんの進行度と広がりの程度を一度に表わすことができるように作られたのが，ステージ分類といわれるもので，ステージⅠの早期がんからステージⅣの末期がんまで分けられます。西洋医学はこうした分類によって患者の予後を判断するわけですが，多くの方が経験しているように，必ずしも経過は医師の予想した通りにはなりません。

私はこうした患者の予後を左右するものに，TNM分類やステージ分類ではわからない「限界の閾値」といったものがあるのではないかと考えています。その閾値に関わるものが何であるかは今は明らかでないのですが，どうもがん細胞が出す毒素のようなものではないかと思っています。がん患者の終末には悪液質と呼ばれる全身の衰弱状態がみられますが，これもその毒素によるものと考えられます。

がん毒素の蓄積の限界点を探る指標としては，腫瘍の状態よりも「食事がきちんと食べられるかどうか」「毎日きちんと大小便の排泄が行えるかどうか」「睡眠に問題はないか」といった日常生活がきちんとこなせるかどうかということのほうが重要なポイントになると思います。たとえ肺・脳・肝臓・リンパ節などに転移があっても，そうした一般状態がおおむね正常であるならば，治癒や症状の改善を期待できるわけです。

がんはあくまでも全身疾患であり免疫力を強くすることが最も重要です。中国医学の薬の作用は，おそらくこのがん毒素と関わるものでしょう。

こうしたがん治療による成績はどうでしょうか。血液系腫瘍の場合，すべての症例が化学療法を併用しているため，中国医学の治療効果のデータを出せません。これまでの経験では一般状態は改善され，気力・体力ともに元気になり，さらに血液データも急速に回復させることも可能だと思っています。各論で詳述しましょう。

固形がんの場合は，初回手術などの治療後に再発や転移が見つかる以前に来院し，きちんと服薬し，生活習慣も正しいものに替える努力をしている場合，全例再発しないで済んでいます。また，再発・転移が見

つかった後に来院された患者さんでも，西洋医側が予測したよりも経過は順調に推移しています。転移巣の消退や縮小がみられた症例もありますし，延命効果は確実にあると思われます。そしてこれは何よりの効果といえるかもしれませんが，亡くなる直前といってよいほどぎりぎりまで痛みもほとんどなく，何とか食欲もあり，寝たきりにならずに日常生活も何とか自分でできるといった状態を維持できるというふうに，全身の状態が非常に良いケースが多いのです。普通ならがんの末期といえば，寝たきりで酸素や食事のチューブ，点滴の管などが回りに溢れているといった状態が想像されますが，その心配があまりなくなります。すなわち中国医学の治療を受けることによって，QOLの程度が高くなるわけです。

## 食事療法の考え方も西洋医学とは大きな差

中国医学の考えには，これまで西洋医学にもとづいて教わってきた知識と大きく異なる点，時にはまったく逆の考えがあると思います。たとえばテレビなどでもしばしば「血液が汚れないように，水分を多く摂りましょう」といわれます。「朝起きたらまずコップ1杯の水を飲みましょう」などという医師もいます。ところが，現代人の多くは習慣的な冷飲食などによって胃腸と肺が冷やされてしまっている事実を考えると，この考えは誤りで，むしろ少飲が勧められます。なぜなら身体の水分の処理は肺と胃腸と腎が行っており，そのうちの肺と胃腸の働きが低下していれば，当然水分の処理がうまくいかなくなっており，水分を摂れば摂るほど処理できないものが溜まってしまうからです。その結果，気・血・津液の流れの停滞を招き，がんを始めとする多くの病気の原因になります。

前述した通り，緑茶・ウーロン茶・麦茶・ハトムギ茶・コーヒーなどは身体を冷やすので，毎日飲むお茶としては紅茶やほうじ茶が勧められます。その他，個々の食材が冷やすのか温めるのか，どちらでもないの

かといったことは，16〜17頁の表を参考にしてください。伝統的に身体を冷やす性質を持った食品は加熱するなどして，その害を出にくくしてきたのですが，近年の食事の洋風化に伴って，また冷蔵庫の普及によって身体を冷やしがちになってきています。冷飲食は胃腸のみならず，肺も冷やすことになります。

またクーラーの普及によって，夏に寒邪を受けるというとんでもない事態がしばしば見受けられます。クーラーによる冷えは直接皮膚を冷やすことと，冷気を吸入することによって呼吸道を冷やすことになるため，いずれも肺への障害になります。

胃腸や肺は「後天の本」といわれるように，新しく気を作る場所ですから，これらが傷害されれば気が不足し，血や津液は気から作られますから，結局，気・血・津液すべてが不足することになります。

飲食や着衣などを工夫するとともに，足湯などによって冷えを取る努力は非常に重要なことです。日々励行されることを勧めます。特にがんは冷えが強くなる夜間に増殖することが，動物実験でも確認されているように，夜間の冷えに対する対策が重要です。そのため最も簡便で効果的な方法は，就寝時に5本指の靴下を履いて寝ることです。指が動くことで，靴下を履くことによる拘束感が低下し違和感が少なくて済みます。

ここ2〜3百年間，動物実験を基礎に発展してきた西洋医学の知識と，数千年の膨大な臨床経験の積み重ねともいえる中国医学のどちらが，日常の生活面を含め，正しく理にかなった考えをするものであるか，治療面での経験が深いかを考える必要があると思います。西洋医学一辺倒が反省されつつある時代に向かい，中国医学の説く養生法をぜひ実践し，そのことによって体調がどう変わるかを実感することを希望します。

# 第6章
# 「なぜがんになったか」を考えた弁証論治の実際

　これまで，がん治療における現代西洋医学が抱えている問題点を指摘し，中国医学でどこまで治療できるのかを述べてきましたが，もう一度まとめておきましょう。

　がんができるうえで，遺伝子の異常やがんウイルスの関与が指摘されていますが，最も基本的な考えは「がんというのは全身の免疫力の低下による病気である」ということです。全身の各部位で毎日億単位の細胞が新しい細胞に入れ替わっていますが，仮にその細胞分裂の過程で異常な細胞が生まれたとしても，これらの異常細胞は身体の防衛的働きをしている免疫細胞（リンパ球のキラー細胞など）に貪食されるので増殖することはありません。ところが何らかの原因によってこの免疫細胞の力が衰えると，がん幹細胞が誕生し，子供のがん細胞を産み，急速に増大しがんとして認識されるようになります。

　したがって，がん治療の根本はこの免疫力を増強することにあります。手術のとき，多少取り残しがあったとしても，免疫細胞が活発であれば残ったがん細胞は食べてくれるはずです。

　全世界で膨大な研究費を投入し，有効な免疫療法が探求されていますが，未だ充分なものはありません。それはなぜでしょうか。すべての人に有効な免疫療法が求められているのですが，そういったものがあるのでしょうか。個々人の細胞には特有の遺伝子があるうえ，免疫能が破綻するに至った理由も当然個別です。そうであるならば免疫増強も個別に

対応する必要があるのではないでしょうか。

　西洋医学はヒトという枠組みのなかで，共通のものに目を向け正常と決め，そこから外れたものを異常とする方法を採っており，個人個人を識別しその特色を際立たせる方向には向いていません。その点，中国医学は診断のプロセスが個人の体質の特色を際立たせることに向いており，先に述べた免疫破綻に到った個人的理由を探るのに優れていると考えます。

　中国医学の発がんのメカニズムは，身体を構成している気・血・津液と呼ばれる物質の量の不足という条件のもとに，それぞれの流れが滞るとそこにがんが生まれるというものです。したがってがん治療の根本は気・血・津液の量を補うことと，流れを調整することにあります。一般にマスコミなどでがんに有効な漢方薬として挙げられているものはほとんどが量の不足に対応するものですが，むしろ治療のはじめには流れの滞りを除くことのほうが大事です。流れを堰き止めているものを除いてから補わなければ，補った薬が逆にがんを大きくすることに働く危険があります。

　流れの停滞がどこにどのようにあるのか，量の不足はどうして起こったのか，そしてその原因は何かを，問診や脈・舌・腹を診る過程で見きわめ，診断治療をするとともに，患者の新たな生活の指針として従来の生活上の問題点を指摘し注意することが必要になります。がんを生み出すきっかけとして重要なのは，生活習慣の誤りですから，患者さんも従来の生活を180度変えるつもりでなければ，再発の危険は常に存在することになります。がんを克服するためには治療は医者まかせなどということはけっしてありません。一人ひとりがどうしてがんになったのか，従来の飲食・呼吸・精神生活などのどこに問題があったのかを確認し，改善すべく努力しなければなりません。

# 各論

# 第 1 章

# 用薬法の基本方針

## 基本的な治療方針

　さて，いよいよここから，がん治療の各論に入っていきます。総論でも触れましたが，各論の最初にまず私のがん治療の基本方針をおさらいしておきましょう。第 2 章以降で臓器別の具体的な治療について紹介していきますが，基本的には次頁に示す治療方針がベースになります（図❽）。

　がん治療においても当然ながら四診にもとづく弁証論治がベースになりますが，がん発症の背景因子としてまず考えるべきは，気・血・津液の流れの滞りです。つまりがんは，まず気の滞りがあり，さらに血の滞りが加わる「瘀血型」と，津液の滞り（痰飲）が重なる「痰塊型」の 2 つに大別できます（表❺）。

　ですから，漢方薬を使ってはじめに行う治療の「第一段階」は，この

表❺　瘀血型と痰塊型に多くみられるがん種

| タイプ | がん種 |
| --- | --- |
| 瘀血型 | 舌がん・乳がん・卵巣がんの一部・子宮体がん・肝細胞がん・腎臓がん・膀胱がん |
| 痰塊型 | 頭頸部がん・肺がん・食道がん・胃がん・膵臓がん・胆嚢がん・大腸がん・前立腺がん・子宮頸がん・卵巣がんの一部 |

各論

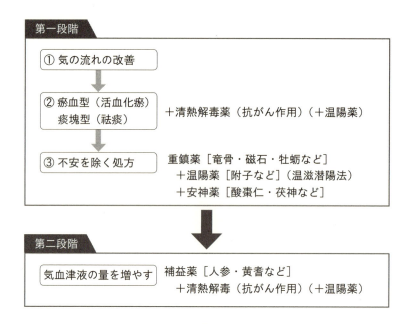

図❽　がんに対する基本的な治療方針

流れを改善することになります。まず気の流れの改善を行い、さらに「瘀血型」のがんの場合は三稜・莪朮・川牛膝・沢蘭・失笑散・乳香・没薬・桃仁・紅花・田七末などの瘀血を除く力のある生薬をがんの種類に応じて適宜組み合わせ、「痰塊型」の場合は半夏・貝母・天南星・栝楼・葶藶子などの祛痰薬を用い、さらに白花蛇舌草・半枝蓮・半辺蓮・草荷車・金銭草・竜葵・菝葜などの抗がん作用を持つ清熱解毒系の生薬を加えて処方します。

　ただ、がんは「寒毒」であるため、清熱解毒薬の使用は慎重にしなければなりません。特に性味が苦寒の生薬は温裏薬との併用が必須となります。たとえば、半枝蓮・竜葵・紫花地丁などは苦寒薬ですからこの配慮が重要になります。つまり附子・烏頭・姜・桂・七洗い呉茱萸（後述）などを用いて温めることを配慮します。

> **附子の使用にあたって**
>
> 　炮附子や烏頭は少しずつ増量していきますが，その際，裏寒状態の確認は重要です。特に舌裏の舌質の色のチェックが大事です。舌表面は舌苔が付着し，色の判定が困難ですから，必ず舌裏を診ます。その色が淡（紅）であれば裏寒状態が続いていると判断できます。

　また，基本的にがん患者さんの多くは再発などに対する恐怖心を持っているため，不安を除く処方を組み合わせると効果的です。「温滋潜陽法（温潜法）」と呼ばれる処方の組み合わせをよく用いますが，それは竜骨・磁石・牡蛎などの重鎮薬に，附子などの温陽薬を組み合わせる方法で，「虚陽上浮」などの病態に対応し，そこに酸棗仁・茯神などの安神作用を持つ生薬を加味します。

　治療の「第二段階」が，気・血・津液の量を増やす治療です。この段階で用いる生薬は，胃腸や肺などの内臓を強化して気の取り込みを高める働きを持つもので，人参・黄耆・黄精・麦門冬・天門冬・地黄・何首烏・菟絲子・玄参・葛根などの生薬があり，目的に応じて組み合わせます。ただ，この段階でも瘀血型・痰塊型に応じて，駆瘀血薬や清熱解毒薬は常に配合する必要があります。

　以上が，がん治療の基本的な用薬方針ですが，がん治療に取り組む医師の心構えとして，常に死の不安を持っているがん患者さんに対し，思いやりをもって具体的に対処することがなにより大事になります。また診察のたびに日常生活での冷えやストレスといった基本的なチェックポイントを必ずチェックすることも重要です。処方をしっかり選択することは当然のことです。とにかく思いやりをもって接することが大切です。

各論

## 再発不安への対処

　先ほども述べた通り，がん患者さんは再発・転移の危惧を持っているため，必要に応じて不安感に対処することが必要です。その診断の目安として「関前の短脈」の存在があります。この脈は胆気不足（＝胆怯(たんきょう)）を意味し，治療は酸棗仁湯（酸棗仁・茯苓・知母・川芎・甘草）が基本になります。

　酸棗仁湯は『金匱要略』に「虚労，虚煩し眠るを得ざるは酸棗仁これを主る」とある処方で，一般的には「肝虚により血を蔵することができないため不眠となる。主薬の酸棗仁は補肝養血し，茯苓・甘草は安神寧心，知母は清熱除煩し，川芎は舒肝解鬱する」（金寿山『金匱詮釈』）と，その方意が解説されています（陰虚内熱の面をもっと強調して肝陰虚をベースとする説もあります）。しかし，酸棗仁湯が肝陰虚を治療する薬と認識するようになったのは比較的新しく（酸棗仁湯において肝陰虚をあげたのは『金匱發微』（曹穎甫・1931 年刊）がはじめてか？），古代では酸棗仁は胆気を補う生薬として認識されていました。たとえば『太平聖恵方』（992 年）には，酸棗仁を炒熟して末としたものを竹葉湯で服する方（処方）が「胆虚睡臥不安を治す」とあり，『本草経疏』（繆希雍・1625 年）には酸棗仁の項に「よく胆気を補い，ゆえに温胆す」とあります。

　私は，酸棗仁を補肝血・滋陰薬とみなすことは無理ではないかと考えています。主たる作用は補胆気（補肝気・補肝血）にあり，肝気不足のため魂を肝に蔵することができず，遊魂状態にあるものに対し，再び肝に帰することで不安感や不眠に対応できる生薬だと考えています。

　酸棗仁湯の使用目標として，(左)関脈の前の「短脈」の存在が重要で，この脈は「胆怯(たんきょう)」（胆気虚）を意味します。臨床においては，関前の短脈がみられれば，「ちょっとした物音・動作などに対し夜中に目が覚めたり，非常に驚きやすかったりしないですか？」と質問して確認してみるとよいでしょう。寸脈に比べ関脈が弱い場合，寸脈と関脈の間の脈を

# Column 日常生活で問題になる睡眠と便秘に対する対処法

## 1. 睡眠

古来より安眠のために「頭寒足熱」といわれています。精神的ストレスのため気詰まり状態にあれば，膈（横隔膜）で気の流れが障害されるので，「上熱下寒」の状態になります。つまり安眠のための必要条件である「頭寒足熱」と逆の状態になり，寝付きが悪くなります（入眠障害）。この病態の人は，合わせて目覚めもすっきりしないといわれています（覚醒障害）。

一方，不眠には睡眠途中で目が覚めてしまい，その後しばらく眠れなくなるという場合（断眠という）もあります。これには虚証が原因の場合と実証が原因の場合があります。虚証の病態は心血虚と胆気不足の場合が多いようですが，いずれにしろ用いる方剤は酸棗仁湯です。実証の病態は「痰濁阻竅」であり，二陳湯や温胆湯加減が適応になります。

## 2. 便秘

かつてはお腹が冷える（裏寒）と軟便下痢に，熱を持つ（裏熱）と便秘になる場合が多かったようですが，現代では習慣的な冷飲食によってお腹が冷えてしまっているため，腸の動きが悪くなり便秘になる人が多いようです。

下剤の代表ともいえる大黄甘草湯は裏熱を取る目的の処方になります。したがって裏寒が病因の便秘の人に使えば状態が悪化するのは当然で，渋るばかりで排便しないことになります。この場合，炮附子を加えることが必要になります。大黄甘草附子末という散薬が適応になります。通常は各生薬を 0.5 g ずつ混ぜたものを就寝前に服用するとよいでしょう。

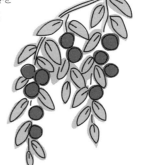

各論

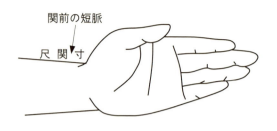

図❾　関前の短脈

取り短脈があるかどうかをチェックします（図❾）。

## 舌診と脈診の実際　〜症例を読むにあたって〜

次章以降，各臓器別の治療を述べていくなかで，症例を呈示していきますが，そこで示す舌診と脈診について，その方法とがん診療におけるポイントを簡単に紹介しておきます。詳細については成書を参照してください。

### 舌診

舌診は，舌質と舌苔の2つを観察します。身体内部の臓腑・経絡・気血津液の状態が舌に表れるという考えが基本になっています（図❿）。舌質と舌苔の状態を総合的に分析することで，陰陽・虚実・寒熱・表裏の状態を判断します。

舌診は大きく舌本体の観察と舌苔の観察の2つに分けられます。舌本体では特に舌色・裂紋の有無・舌裏の静脈の観察が重要です。色は暗紅（赤紫色）・紅・淡紅（ピンク色で正常）・淡白（薄いピンク色）などに大別されます。舌の表面には苔などがつき舌質の色を見誤りがちですので，必ず舌の裏の色を見なければなりません。

第1章　用薬法の基本方針

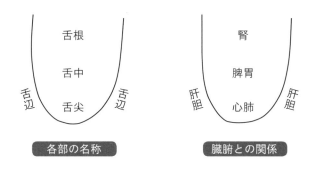

図❿　舌の部位と五臓の関係

　淡白舌は，一般に気虚・陽虚の人に多くみられ，この舌の人たちは水液代謝に関係する臓腑の機能が低下しています。そのため，全身に浮腫をきたすことが多く，舌本体も水っぽくはれ（胖大），舌辺縁に波型の凹凸（歯痕）がみられます。

　紅舌の人は陰虚で，さらに胃陰虚の人は舌の中央部，肝腎陰虚の人は舌根部に舌苔が少なくなります。不正円形に苔が剥離したように見える場合もあります（剥苔）。陰虚の程度が強くなった陰虚火旺の人は，舌に潤いがなくテカテカと光っているように見え，舌本体の色も赤紫色になることが多いです。

　瘀血がある場合は，舌裏の静脈がはっきりと見えるとともに，舌本体の色も紫がかり，辺縁の一部が内出血したように見え，唇もどす黒く見えることが多いです。

　舌苔は白い苔が全体にうっすらとついているのが正常ですが，水分の病的なたまりがあるときは厚くなります。一般に舌根が厚くなります。これが白いうちはまだよいのですが，黄色くなっているようだと水分のたまりが比較的長く続いていることの証になります。同じ黄色でも乾燥して苔に潤いがない場合は，胃熱など内臓に実熱があると考えられます。苔が黒味を帯びるのは，身体のなかに熱もしくは寒が盛んな場合に大別

されます。熱邪が盛んなときは，舌は紅色になり，寒邪が盛んな場合は淡白になります。

**〈がん診療における舌診のポイント〉**

がんは背景に身体の冷え（裏寒証・陽虚証）をもつ場合が多いので，一般に舌質の色は淡もしくは淡紅になります。ただし注意しなくてはいけないのは気滞がある場合，膈（横隔膜）で上下の気の流れが遮断されるため，膈より上の部位の気が逆上し，その結果として舌質が紅く見えることがあることです。したがって，生活習慣（特に習慣的な冷飲食）も参考にして裏寒証の存在を考える必要があります。

附子などを用いる際もはじめは少なめから始め，同時に膈における気の流れを改善してみます。そうすれば第2診のときに初診時より明らかに舌質の色が淡くなっていることに気づくはずです。それにより附子の量を増やしていけます。炮附子，特に烏頭の使用は慎重でなければいけませんから，必ず毎回，舌質の色（舌裏を見る）をチェックする必要があります。

## 脈診

脈診は首，足首の動脈を診る方法もありますが，一般的なのは手首の動脈を診る方法です。患者の左右の手首に，第二・三・四指を当てて診察します。手首に近い部位から寸脈・関脈・尺脈といいます。

まず示指で軽く動脈に触れ（浮取），次に中程まで押し込んで（中取）触れる脈の強さの変化を診ます。さらに骨に触れるくらいまで押し込んだとき（沈取）の強さの変化を診ます。どの状態のときが最も強く感じるかで病態を考えます。

たとえば浮取したときが最も強い場合，「浮脈」といいます。多くは感冒の初期にみられ，特に引きはじめには右手の寸脈のみが浮いた状態

であるのが観察されます。「カゼかな」と思ったときに試してみてください。沈取したとき最も強く感じるのは，病気が内臓に及んでいることを示し，「沈脈」と呼びます。中取したとき最も強く感じるのが正常状態です。

なお，以前は浮中沈を3分の1ずつと考えていましたが，山西省の李可老師にお会いしてその考えを改めました。浮と中を併せても全体の2分の1か3分の1で，沈取が一番多いのです。したがって慢性疾患を見ることが多い場合には「沈○×」と名付ける脈状が一般的ということになります。

左右の寸関尺の6カ所の脈が全部同じ傾向であるときには診断価値が少ないことがあります。逆に1カ所の脈のみが他と異なるとき，診断価値は大きいといえます。左右の寸・関・尺脈に五臓と腎陽を当てはめますが（図⓫），その異なる脈を示した部位に相当する臓になんらかの異状があると考えます。

|  | 寸脈 | 関脈 | 尺脈 |
|---|---|---|---|
| 右手 | 肺 | 脾 | 命門（腎陽） |
| 左手 | 心 | 肝 | 腎　（腎陰） |

図⓫　左右の寸・関・尺脈と五臓の関係

脈診は非常に微妙なものですが，経験を積むことにより，その診断価値は高まります。たとえば左手の関脈は肝の状態を診るとされていますから，仮にこの部位の脈のみが他の部位の脈に比べて，力強くピンと張った弓のつるを触っているように感じられれば（弦脈），肝の気の流れの滞り（肝鬱気滞など）の存在が示唆されます。

〈がん診療における脈診のポイント〉

特にがんに限った特色はありませんが，あえていえば前述した再発へ

各論

の不安を意味する「関前の短脈」の存在でしょうか。左寸脈に比して関脈が多少弱いと感じたときに，寸と関の間をチェックすると短脈が診られることをよく経験します。

　それでは，順次臓器別の治療について述べていきましょう。

第1章　用薬法の基本方針

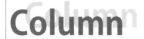 服薬法

### 1. 生薬の煎じ方

　煎じるときは普通の鍋を使います。本当は土鍋がよいのですが，土鍋や土瓶は結構割れてしまうので，アルミやステンレスで構わないので1つの鍋を専用にして使うとよいでしょう。

　だいたい1リットル前後の水で煎じ，出来上がりはおよそ400～500ccです。それを3回に分けて服用するので，1回につき150ccくらいの量になります。

　本文で紹介したように，治療開始から2年が過ぎたら，一番煎じと二番煎じを作ってそれを合わせて2日に分けて服用することが可能になります。その作り方は，まず生薬を6～7時間水に漬けておいてから煎じてこれを一番煎じとします。一番煎じを作った後の鍋に生薬が残りますので，これに熱湯を入れてすぐに煎じます（水から煎じると時間がかかるためです）。

　なお，附子の類は1時間以上煎じるとアコニチンが失効してしまうので，煎じる時間がトータルで1時間を越えないよう患者さんに注意しておかなければなりません。

### 2. 粉薬の飲ませ方

　原則的に，煎じ薬は1日3回，粉薬（散薬）は1日2回の服用です。粉薬は朝と晩に煎じ薬と一緒に服用します。この粉薬は白湯で飲むのではなく，煎じ薬で飲むようにします。その理由は余分な水分の摂取を控えるよう患者さんに心がけてもらうためです。

　粉薬はオブラートに包んでも構いません。どうしても飲みにくければ粉薬を皿に出して蜂蜜を少し垂らしてペースト状にして舐めてもらっても構いません。

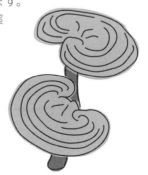

# 第2章

# 上部消化器がん

## 概況

厳密にいえば食道の入り口に当たる下咽頭も上部消化器に含まれるでしょうが，通常は上部消化器といえば食道と胃ということになります。

タバコの害も配慮する必要がありますが，刺激物の習慣的な摂取も問題になります。特にアルコール度数の高い酒は要注意です。

上部消化器のがん治療を考える際，基本の清熱解毒の生薬として，「白花蛇舌草 30 g ＋白毛藤 30 g」をよく用います。（白花蛇舌草については「大腸がん」の 102 頁参照）

教科書的な胃がんの弁証論治は以下の通りです。

| 弁証型 | 主症状 | 代表処方 |
| --- | --- | --- |
| 1. 肝胃不和 | 上腹部の脹痛・口苦・噯気・嘁逆 | 逍遙散＋旋覆花代赭石湯加減 |
| 2. 痰湿凝結 | 胸悶・胃脘疼痛・嘔吐・下痢 | 開鬱二陳湯加減 |
| 3. 瘀毒内結 | 胃脘刺痛・心下痞按痛・嘔血・便血 | 失笑散＋桃紅四物湯加減 |
| 4. 脾胃虚寒 | 胃脘隠痛・朝食暮吐・倦怠無力・浮腫・下痢 | 理中湯＋六君子湯加減 |

| 5. 気血両虚 | 全身倦怠・動悸・息切れ・眩暈・不眠・四肢浮腫 | 八珍湯加減 |
|---|---|---|
| 6. 胃熱傷陰 | 胃脘灼熱・口渇冷飲・食後痛甚・食欲減退・大便乾燥 | 養胃湯加減 |

逍遙散（『和剤局方』）：柴胡・白芍・当帰・白朮・茯苓・生姜・炙甘草・薄荷
旋覆花代赭石湯（『傷寒論』）：旋覆花・党参・代赭石・法半夏・生姜・炙甘草・大棗
開鬱二陳湯（『萬氏女科』）：陳皮・茯苓・蒼朮・香附子・川芎・半夏・青皮・莪朮・檳榔・甘草・木香
失笑散（『和剤局方』）：五霊脂・蒲黄
桃紅四物湯（『医宗金鑑』）：当帰・赤芍・生地黄・川芎・桃仁・紅花
理中湯（『傷寒論』）：人参・乾姜・白朮・炙甘草
六君子湯（『医学正伝』）：人参・白朮・茯苓・炙甘草・半夏・陳皮・大棗・生姜
八珍湯（『正体類要』）：人参・白朮・茯苓・甘草・熟地黄・当帰・白芍・川芎
養胃湯（『臨証指南』）：沙参・麦門冬・玉竹・白扁豆・炙甘草・桑葉

## KEYとなる生薬——木鼈子

　近年，私は中国山西省の李可老師（コラム参照）のご教示により木鼈子（別名：ナンバンカラスウリ，*Momordica cochinchinensis* Spr. の成熟種子）の使用を始め，良好な成績を上げています。この生薬は有毒成分を持つため一般に使用される量は少ないのですが，李可老師は木鼈子30gを10日間連続使用し，3〜5日間休止することで安心であるといっています（李可著『李可老中医急危重症疑難病経験専輯』山西科学技術出版社・2002）。木鼈子は肝・脾・胃に入り，積塊を消して，腫毒を化し，さらに晩期疼痛を止めるといわれています。ただし木鼈子には細胞毒（Ribosome inactivating protein）があるため，煎じるときは搗砕してはなりません（李可老師）。木鼈子は甲状腺がんや悪性リンパ腫にも使用可能だといわれています。

第2章　上部消化器がん

# Column

李可老師

　李可老師は1933年の生まれで，山西省霊石県出身の老中医です。西北芸専文学部を卒業し，逆境のなかで，ある老中医から中医学を学び，省統一の試験を受けて中医学歴を得ました。以後約50年にわたり山村医療の第一線で中医治療に従事してきました。

　仲景学説を崇拝し，温補を主体として附子などを含む重剤を用いて救急重症患者や各種難治性疾患の治療を数多く積み重ねてきました。その臨床経験をまとめた著書『李可老中医急危重症疑難病経験専輯』（山西科学技術出版社・2002）は，中国国内で大きな話題となりました。またこの本には李可老師の症例のほか，自ら創製した28方剤が収録されています。

　2009年9月に，私は『中医臨床』誌の企画で山西省の火神派を訪ねる旅に参加して，李可老師にお目にかかりました。いつも患者に向かって「冷えはがんの元」と言いながら，治療ではがんを「熱毒」と捉えて治療していました。それを李可老師に「がんは寒毒だ」とはっきり否定され，よく考えてみれば確かに「寒毒」だと，目からウロコが落ちました。

　また脈の取り方を学べたのも大きな収穫でした。李可老師の脈診は，浮脈は本当に表皮に近いところを軽く取っており，中取も浅いところ（通常の浮と中の間あたり）を取り，沈取は通常の中と沈を取っていました。これは他の老中医と異なるやり方ですが，誰が正しいという話ではありません。こうしたことは実際に李可老師に会えたからこそ学べたことで，じかに脈診の指導を受けられたことは，李可老師の医案を勉強する際に，非常に参考になっています。

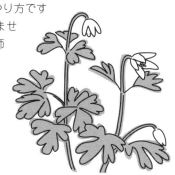

　2013年2月，誠に残念なことですが，李可老師は逝去されました。

各論

## 症例 1　胃がん（ステージⅣ）

　63歳，女性。2011年9月21日初診。2009年12月に胃生検の結果，GIST（消化管間質腫瘍）の診断を受け，2010年2月に胃部切除し，術後，抗がん剤の内服を行ったものの浮腫・発疹のため中止となりました。2011年6月に肝転移が発見され，肝部分切除し，別の抗がん剤の内服を行いましたが，下腹部の張満感と下肢の浮腫，倦怠感を訴えて2011年9月21日，当院を受診しました。

　なお，この患者さんは，その後，2011年12月17日から副作用（全身の浮腫と発疹）が強くなり，化学療法を一時中止しましたが，その後も断続的に内服と中止を繰り返しています。

　当院では，浮腫と倦怠感を目標に治療を行うことにしましたが，左関前の短脈を認め，不安感も強いため，酸棗仁湯を加味して以下のように処方しました。

［処方］
(1) 牡蛎30g，磁石30g，姜半夏9g，枳殻6g，蒼・白朮（各）9g，炒酸棗仁24g，茯神15g，川芎9g，知母9g，中麻黄4.5g，霊芝9g，炮附子6g，天花粉9g，白毛藤30g，白花蛇舌草30g，香附子9g，炒甘草4.5g（分2×9日分）
(2) 田七粉3g，刺五加末2g（分2×9日分）

### 治療経過

　初診以後，炮附子と烏頭を徐々に増量し，さらに2012年4月20日以後，木鼈子の処方を開始しました。4月20日朝，口苦がみられました。脈と舌の所見は次の通りです。

[脈診]

|   | 寸 | 関 | 尺 |
|---|---|---|---|
| 右 | 緊　按渋 | 沈滑有力 | 沈滑，長 |
| 左 | 沈滑 | 沈滑 | 沈滑，長 |

[舌診] 舌質暗・舌苔薄白・舌裏の静脈の怒張あり。

　関前の短脈はなくなり，不安感も減少しているため，酸棗仁湯を除きました。右の寸脈は緊脈で重按無力，さらに関脈が沈滑有力の脈は飲食の習慣的な過多状態を表しています。

　消塊・解鬱・補気陰・駆瘀解毒・消食を治法として，以下を処方しました。

[処方]

(1) 人参20 g，葛根15 g，丹参15 g，熟地黄15 g，川楝子9 g，延胡索9 g，赤芍9 g，炮附子5 g，烏頭5 g，白毛藤30 g，石見穿30 g，霊芝9 g，焦山楂12 g（分3×14日分）
(2) 木鼈子30 g（分3×10日分）＊10日連続服用し4日休薬。
(3) 田七粉3 g，刺五加末2 g（分2×14日分）

　以後，再発もなく現在まで順調に経過しています。

〈コメント〉

　肝転移があったにも関わらず順調に経過しうれしい限りです。人参の量が多いのは胃腸の働きを大きくしたかったからです。

## 症例2　噴門がん（胃食道接合部）（ステージⅠA）

　82歳，女性。2013年3月19日初診。2012年12月27日，噴門のポリープが見つかり，細胞診で腺がんと診断されました。2013年2月13日，胃カメラで胃食道接合部のポリープを切除しました。がんを再発しない

ようにしたい・吃逆を主訴に当院を受診しました。なお，喘息の既往があり，60代後半から増悪しています。

[脈診]

|   | 寸 | 関 | 尺 |
|---|---|---|---|
| 右 | 緊　按渋 | 沈滑大 | 沈細滑 |
| 左 | 沈滑 | 沈滑 | 沈滑 |

[舌診] 舌質暗・苔白膩・舌裏の静脈の怒張あり。

宿食停滞・寒痰造瘤・痰濁阻肺と弁証し，以下を処方しました。

[処方]
(1) 紫石英30g，炒葶藶子15g，姜半夏9g，枳殻6g，蒼朮12g，中麻黄3g，桃・杏仁（各）6g，薏苡仁20g，炮附子6g，大棗6g，白花蛇舌草30g，白毛藤30g，霊芝9g，炒甘草4.5g（分2×14日分）
(2) 田七粉3g（分2×14日分）

### 治療経過

2013年7月19日受診（第7診），眩暈がありました。

[脈診]

|   | 寸 | 関 | 尺 |
|---|---|---|---|
| 右 | 沈滑有力 | 沈滑有力 | 沈滑 |
| 左 | 沈滑 | 沈滑 | 沈滑細 |

[舌診] 舌質淡暗・苔白・舌裏の静脈の怒張あり。

痰濁阻竅・寒痰造瘤と弁証し，以下を処方しました。

[処方]

(1) 牡蛎 30 g，人参 9 g，黄耆 15 g，茯苓 15 g，沢瀉 18 g，小茴香 6 g，葛根 15 g，丹参 15 g，熟地黄 15 g，炮附子 6 g，烏頭 4 g，白花蛇舌草 30 g，白毛藤 30 g，霊芝 9 g，焦山楂 12 g（分 2 × 14 日分）
(2) 木鼈子 30 g（分 2 × 10 日分）
(3) 田七粉 3 g（分 2 × 14 日分）

2014 年 4 月 11 日受診（第 15 診），朝方に痰が多い・嗄声・大便はよい。
［脈診］

|   | 寸 | 関 | 尺 |
|---|---|---|---|
| 右 | 沈滑有力 | 滑有力 | 沈滑 |
| 左 | 沈滑 | 沈滑 | 沈滑 |

［舌診］舌質暗・苔白薄膩・舌裏の静脈の怒張あり。
［処方］
(1) 牡蛎 30 g，天花粉 9 g，姜半夏 9 g，人参 9 g，沙莱菔子 9 g，沙紫蘇子 9 g，枳殻 6 g，蒼朮 12 g，麻黄 3 g，杏仁 9 g，炮附子 7 g，烏頭 7 g，白花蛇舌草 30 g，白毛藤 30 g，霊芝 9 g，炒甘草 4.5 g（分 2 × 14 日分）
(2) 田七粉 3 g（分 2 × 14 日分）

以後，現在まで順調に経過しています。

〈コメント〉

高齢でもあり，胃症状よりも喘息に伴う呼吸器状態の悪化を治療することも多いです。2013 年 12 月 27 日より本人の都合により木鼈子は中止しています。

# 第3章

# 乳がん

## 概況

乳房は，乳頭が肝経，乳房は胃経が関与しますので，がんの部位によりどちらの経絡が深く関わるかを考える必要があります。

肝経の場合はストレスが大きく影響しますし，胃経の場合は食習慣，特に習慣的な冷飲食が関わります。したがって，疏肝理気（柴胡桂枝乾姜湯が基本になりますが，黄芩は肝障害の恐れがあるため可及的に避け，代わりに赤芍を用います）や，降胃気（基本は旋覆花代赭石湯）を配慮します。ただ，肝と胃は相乗関係にあるため（木乗土），相互の関係も考える必要があるでしょう。

後ほど詳記しますが，乳がんに対する解毒薬の組み合わせは「乳C方一式」として共通のものを用いています。

教科書的な乳がんの弁証論治は以下の通りです。

| 弁証型 | 主症状 | 代表処方 |
| --- | --- | --- |
| 1. 肝鬱気滞 | 乳脹痛・情緒抑鬱・眩暈・易怒 | 逍遙散加減 |
| 2. 肝鬱化火 | 乳房腫塊・心煩・易怒・口苦・便乾 | 竜胆瀉肝湯加減 |

各論

| | | |
|---|---|---|
| 3. 衝任失調 | 月経前脹痛増・腰酸・五心煩熱 | 二至丸＋四物湯加減 |
| 4. 熱毒瘀結 | 乳房腫痛迅速増大・心煩・口渇・便秘・小便短赤 | 五味消毒飲＋桃紅四物湯加減 |
| 5. 気血両虚 | 眩暈・息切れ・疲れ・痩せ・食欲なし | 人参養栄湯加減 |

逍遙散（『和剤局方』）：柴胡・白芍・当帰・白朮・茯苓・生姜・炙甘草・薄荷
竜胆瀉肝湯（『医宗金鑑』）：竜胆草・黄芩・山梔子・柴胡・当帰・生地黄・車前子・沢瀉・木通・甘草
二至丸（『楊氏家蔵方』）：女貞子・旱蓮草
四物湯（『和剤局方』）：当帰・熟地黄・白芍・川芎
五味消毒飲（『医宗金鑑』）：金銀花・野菊花・蒲公英・紫花地丁・紫背天葵子
桃紅四物湯（『医宗金鑑』）：当帰・赤芍・生地黄・川芎・桃仁・紅花
人参養栄湯（『和剤局方』）：党参・黄耆・白朮・茯苓・炙甘草・熟地黄・当帰・白芍・五味子・遠志・陳皮

## KEYとなる処方――「乳Ｃ方」

　乳がんに対する解毒薬の組み合わせは「乳Ｃ方一式」として共通のものを用いています。「白花蛇舌草30ｇ＋蚤休30ｇ＋天葵子15ｇ＋馬藺子9ｇ＋紫荊皮4.5ｇ」という構成です（表❻）。この「乳Ｃ方」は湖南の名医・劉炳凡老師（りゅうへいぼん）（コラム参照，85頁）の著書（『中医臨床家・劉炳凡』中国中医薬出版社・2001，『劉炳凡臨証秘訣』湖南科学技術出版社・2004）などを参考にして私が独自に組み合わせて作りました。
　白花蛇舌草は，清熱解毒薬でがん治療の基本生薬です。従来，乳がんには理気活血薬を主として治療を行ってきましたが，近年「乳Ｃ方」を用いるようになって格段に治療成績が向上しています。
　蚤休（そうきゅう）（草荷車・七葉一枝花）は，味は苦，性は微寒で，肝に帰経し，清熱解毒・消腫止痛・定驚を主作用とします。（以前は紫花地丁を用いていましたが，途中から蚤休に変更しました）

表❻ 「乳C方」の構成生薬

| 構成生薬 | 性味 | 帰経 | 主作用 |
|---|---|---|---|
| 白花蛇舌草 | 苦甘・寒 | 心・肺・肝・脾・大腸 | 清熱解毒 |
| 蚤休（草荷車・七葉一枝花） | 苦・微寒 | 肝 | 清熱解毒・消腫止痛・定驚 |
| 天葵子 | 甘微苦・寒 | 肝・脾（胃）・膀胱 | 清熱解毒・消腫散結・利水通淋 |
| 馬藺子 | 甘・平 | 肝・脾胃・肺 | 清熱利湿・解毒殺虫・止血定痛 |
| 紫荊皮 | 苦・平 | 肝 | 疏肝通絡・解毒通淋 |

　天葵子は，天葵（*Semiaquilegia adoxoidis*）の塊根で，味は甘・微苦で，肝・脾・膀胱に帰経し，清熱解毒・消腫散結・利水通淋を主作用とします。

　馬藺子は，馬藺（*Iris lactea* Pall. var. *chinensis* Koidz.）の種子で，味は甘で，肝・脾胃・肺に帰経し，清熱利湿・解毒殺虫・止血定痛を主作用とします。

　紫荊皮は，紫荊（*Cercis chinensis* Bge.）の樹皮で，味は苦で，肝に帰経し，疏肝通絡・解毒通淋します。

　肝経や脾・胃経に関わるがんは多いので，これらの生薬を応用できる局面は多いでしょう。

### 症例1　乳がん（ステージⅢB）

　49歳，女性。2008年4月1日初診。術前に化学療法を行った後に乳房全摘を行い，術後にも化学療法＋放射線治療＋ホルモン療法を行ってきました。2008年4月1日，再発の予防を主訴に当院を受診しました。

　初診時の所見と処方は次の通りです。

［脈診］

|   | 寸 | 関 | 尺 |
|---|---|---|---|
| 右 | 滑細　按微 | 滑　按微 | 沈細滑，長 |
| 左 | 滑細　按微 | 短　沈細 | 沈細滑，長 |

［舌診］舌質略暗紅・舌苔薄白・舌裏の静脈の怒張あり。

［処方］

(1) 牡蛎 15g，天花粉 6g，桂皮 3g，炮附子 4.5g，姜半夏 6g，枳実 3g，蒼朮 9g，麻黄 2g，乳 C 方一式，炒酸棗仁 15g，茯神 9g，川芎 6g，知母 6g，霊芝 9g，香附子 9g，炒甘草 4.5g（分 3 × 14 日分）

(2) 田七粉 3g，刺五加末 2g（分 2 × 14 日分）

(3) 駆瘤膏ⅡB，Ⅳ，免疫膏（各）1個

　初診のため，薬量は本来の 3 分の 2 程度にしましたが，2 診以後は本来の薬量にしました。やはり不安を示す関前の短脈を認めたため，酸棗仁湯加減を組み込んであります。

### 治療経過

　以後順調に経過し，腫瘍マーカーの CEA 値は 2009 年 11 月 13 日に 40.1ng/mL でしたが，以後漸減し 2012 年 3 月 12 日には CEA 2.5ng/mL と正常範囲に低下しています。

［2012 年 5 月 16 日（初診後 4 年経過）の処方］

(1) 人参 9g，葛根 15g，丹参 15g，熟地黄 15g，炒酸棗仁 24g，茯神 15g，川芎 9g，知母 9g，炮附子 6g，烏頭 3g，乳 C 方一式，霊芝 9g，砂仁 3g（分 2 × 18 日分）

(2) 田七粉 3g，刺五加末 2g（分 2 × 18 日分）

　以後，順調に経過し現在に至っています。

# Column

## 劉炳凡老師
りゅうへいぼん

　都立豊島病院で8人の老中医たちから教えを受けていた当時，劉炳凡老師の医案集や脾胃論に関する書物を読む機会があり，この老中医にぜひとも会ってお話を聞きたいという希望が大きくなっていきました。

　訪問の許可を取った後，1991年頃，私は気の赴くままに通訳を同行して，老師の居住地である湖南省長沙へ向かいました。師は湖南省中医薬研究院の教授をすでに退官され，自宅で診療かたがた悠々自適な生活をされていました。

　まず研究院を訪ね，医師であるご子息に会い，連絡を取っていただいたうえで一緒に自宅に向かいました。挨拶もそこそこに，ちょうど来ていた患者の診察を見て，後でその患者に関する質問をさせていただき，さらにあらかじめ書き留めておいた事柄を矢継ぎ早に質問するという性急な私に対し，温顔を以て接してくださり，丁寧にお答えいただきました。

　翌日再び訪問することを許され，伺うと，ちょうど患者から連絡が入り診察をするということになり，またも思いがけない機会に恵まれました。診察の後，また教えを請うことになったのですが，驚いたことに昨日の質問にお答えいただいたところに関連する古典などの文献をすべて呈示されたのです。該当箇所に何カ所も付箋を貼り，それをもとに再度丁寧な解説をしていただきました。

　当時の記録を見てみると，そのときに老師が診察した患者にがんの方が3名おられ，詳細ながん治療の実際が記されていました。これらの記述は，がんの患者を診る機会の多い私の診療に非常に参考になっているのですが，特に乳がんに対する独特の生薬，たとえば天葵子・馬藺子・紫荊皮などは非常に有用です。

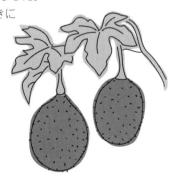

〈コメント〉

順調に経過した症例といえます。

### 症例2　乳がん（ステージⅣ）

66歳，女性。身長155cm，体重47kg。2004年8月18日初診。夫の母の看病歴があり，その後1986年12月，右乳がんにより乳房全摘術を行いました（腋下リンパ節の転移なし）。2002年に実母（直腸がん）の看病で病院へ泊まり込む。2003年1月，眩暈があり精査したところ頭蓋骨への骨転移と肺左右への多発転移が判明しました（骨シンチで他の部位への転移はなし）。ホルモン治療（アリミデックス®）を行いましたが，腰痛・頸部痛・胸痛のため，12月に骨シンチを行い，多発骨転移が判明し，2004年1月から5月まで化学療法を6クール施行，骨強化剤も併用しました。7月から新ホルモン療法（タスオミン®）を開始しましたが，骨転移部のあちこちが痛く心配となり，8月に当院を受診しました。

［現症］2004年1月から体重が4kg減少。飲酒・喫煙歴なし。緑茶と麦茶を飲む。大便は1日2回，残便感あり。夜間尿3回，1回尿量は昼と同じで色は薄い。自分の病気のことと，息子の結婚が心配の種。下肢冷。よくため息をつく。下肢浮腫と転筋がある。50歳で閉経。

初回の乳がん発生前と再発転移前のいずれも親の介護というストレスフルな時期があったことは注目すべきです。初発から16年後に起きた急激な増悪には，ストレスとともに，習慣的な冷性品の喫茶習慣（緑茶・ウーロン茶と麦茶はともに温服しても肺胃を冷やします）が影響しているはずです。夜間尿が量・回数ともに多いことは腎陽の不足が示唆され

ます。ため息は気滞を，下肢浮腫と転筋は三焦不利による水液代謝の失調が考えられます。

［脈診］

|   | 寸 | 関 | 尺 |
|---|---|---|---|
| 右 | 長，洪細 | 滑有力 | 滑有力，長 |
| 左 | 長，洪　按微 | 洪大　按微 | 滑，長 |

［舌診］舌質正・舌苔白薄膩・舌裏の静脈の怒張あり。
［腹診］心下痞・臍上下の圧痛あり・縦隔への圧痛＋（吸気辛い）。
［指甲診］半月が右5本・左4本いずれも淡大。

　膈不通・陽気浮越・気滞造瘤・陰陽両虚と弁証し，理気潜陽・解毒砕瘤するため，以下を処方しました。
［処方］
(1) 牡蛎15g，天花粉6g，桂皮3g，修治附子3g，炒蒂藶子9g，半夏6g，乾生姜3g，枳殻3g，蒼・白朮（各）6g，乳C方一式＊，炒麦芽9g，炒甘草6g（分3×10日分）
(2) メシマコブ末3g（分2×10日分）
(3) 駆瘤膏ⅡB，Ⅳ，免疫膏（各）1個

　　＊乳C方一式：白花蛇舌草30g，紫花地丁30g，天葵子15g，馬藺子9g，紫荊皮4.5g（この頃はまだ紫花地丁を使っていましたが，現在は蚤休〈草荷車・七葉一枝花〉を使用しています）

### 治療経過

　服薬可ということなので，以後，約1.5倍に増量し処方（乳C方一式は同量）しました。第3診以降は本治を主体に乳C方一式を加味しました。

10月5日に骨シンチと胸部X線を行い，肺腫瘤は縮小傾向，骨は新たに肋骨に陰影が出現しました。

11月13日受診（第7診），罹っていた感冒は快癒し，那須で保養してきました。夜間尿2回。
［脈診］

|   | 寸 | 関 | 尺 |
|---|---|---|---|
| 右 | 滑 | 滑弦 | 沈滑，長 |
| 左 | 緊 | 緊 | 滑，長 |

［舌診］舌質やや淡・舌苔白・舌裏の静脈の怒張なし。

補陽滋陰・解毒砕瘤・解宿食を治法として，以下を処方しました。
［処方］
(1) 人参9g，葛根15g，生地黄15g，牡蛎20g，玄参15g，連翹12g，夏枯草15g，砕塊方一式*，炒山梔子9g，淡豆豉15g，乳C方一式，修治附子4.5g，烏頭1g，炙甘草4.5g（分2×14日分）
(2) メシマコブ末3g（分2×14日分）
(3) 全虫炭*1.5g，䗪虫炭0.5g，桂皮末0.5g（分2×14日分）

　　*砕塊方一式：皂角刺炭3g，山慈姑4.5g，海藻15g，土貝母9g，天葵子4.5g，水紅花子6g，海蛤粉15gを1包。
　　*全虫炭：露蜂房炭1.5g，蜈蚣炭1g，全蝎炭1g，斑蝥炭0.05gの比で混合。

動物系生薬の薬能を残して炭化したものは，煎じ薬中に混合することによる味のまずさを回避し，散薬として服用することで吸収効率をあげる効果があります。

5月20日受診（第20診），右小腹痛は減少し，4月12日の骨シンチと胸部X線で増大傾向はみられませんでした。

[脈診]

|   | 寸 | 関 | 尺 |
|---|---|---|---|
| 右 | 滑 | 滑有力 | 沈滑，長 |
| 左 | 滑有力　按細 | 滑やや弦 | 滑，長 |

[舌診] 舌質やや淡暗・舌苔白・舌裏の静脈の怒張あり。

　補気滋陰・解毒砕瘤・解宿食を治法として，以下を処方しました。

[処方]

(1) 人参9g，葛根15g，黄耆15g，茯苓15g，枳殼6g，蒼・白朮（各）9g，乳C方一式，生地黄15g，呉茱萸6g，失笑散\*1包，霊芝9g，鶏内金6g，焦三仙\*20g，炙甘草6g（分2×14日分）
(2) 全虫炭1.5g，䗪虫炭0.5g，桂皮末0.5g（分2×14日分）

 \*失笑散1包：蒲黄7.5g，五霊脂7.5g。本症例では炒めていませんが止血目的には炒めます。
 \*焦三仙：炒神麯・炒麦芽・炒山楂を等量混合。

以後，2005年8月29日受診（第28診：最終診）。

[脈診]

|   | 寸 | 関 | 尺 |
|---|---|---|---|
| 右 | 滑 | 滑有力 | 滑，長 |
| 左 | 洪 | 緊 | 滑細，長 |

[舌診] 舌質やや暗・舌苔白・舌裏の静脈の怒張あり。

[処方]

(1) 人参9g，葛根15g，当帰15g，川芎9g，鶏血藤15g，威霊仙9g，淫羊藿15g，乳C方一式，霊芝9g，鶏内金6g，焦山楂12g，炙甘草6g（分2×14日分）
(2) 全虫炭1.5g，䗪虫炭0.5g，桂皮末0.5g（分2×14日分）

以後，死亡したと思われます。

〈コメント〉

約10年前のカルテで，すでに保存期間を終えており破棄したため死亡年月日は不明です。最終診の処方内容を見ると疼痛に対する生薬が多く，痛みを訴えることが多かったと推測できます。

# 第4章

# 肺がん

## 概況

　肺と大腸は表裏関係ですので，肺の疾患を治療する際，便秘では十分な効果を期待できません。肺の粛降の作用をもつ生薬は基本的に便を軟らかくする働きを持つものが多いです。

　教科書的な肺がんの弁証論治は以下の通りです。

| 弁証型 | 主症状 | 代表処方 |
|---|---|---|
| 1. 陰虚内熱 | 咳嗽が主症状で，痰はないか少ない，ときに痰に血液が混じることもある | 百合固金湯加減 |
| 2. 気陰両虚 | 「1」と類似症状だが，息切れ・脱力が強い | 生脈飲＋沙参麦冬湯加減 |
| 3. 脾虚痰湿 | 咳嗽・痰が多い・胸苦しく息切れする・食欲もなく軟便下痢が多い | 六君子湯加減 |
| 4. 腎陽不足 | 動くと息切れ・耳鳴り・眩暈・腰のだるさ | 八味地黄丸加減 |
| 5. 気滞血瘀 | 息切れ・固定した部位の胸痛・不眠・便秘 | 桃紅四物湯加減 |

百合固金湯（『医方集解』）：生地黄・熟地黄・百合・麦門冬・貝母・当帰・白芍・甘草・

各論

　　　　　　　　　　玄参・桔梗
生脈飲＝生脈散（『内外傷弁惑論』）：人参・麦門冬・五味子
沙参麦冬湯（『温病条弁』）：沙参・麦門冬・玉竹・生甘草・桑葉・白扁豆・天花粉
六君子湯（『医学正伝』）：人参・白朮・茯苓・炙甘草・半夏・陳皮・大棗・生姜
八味地黄丸（『金匱要略』）：熟地黄・山薬・山茱萸・沢瀉・茯苓・牡丹皮・桂枝・
　　　　　　　　　　　　　　附子
桃紅四物湯（『医宗金鑑』）：当帰・赤芍・生地黄・川芎・桃仁・紅花


## KEYとなる生薬──半枝蓮

　肺がんに対する基本生薬は白花蛇舌草（102頁参照）がまず選択され，もう1つは白毛藤でもよいかと思われますが，私は肺に特化する半枝蓮を用いています。半枝蓮は苦寒薬であるため可及的に避けるべきかもしれませんが，呼吸器系疾患には温裏薬を多用することを条件に使用を心がけています。これまでの経験から，肺がんに対する解毒効果の切れ味は，半枝蓮が優れていると感じています。


### 症例1　肺がん（ステージⅡB）

　59歳，男性。2000年11月30日初診。右上葉の腺がんで，2000年9月27日上葉を切除しました。pT2 N1 M0（ステージⅡB）。術後にがんの再発予防を主訴に当院を受診し，以後大過なく5年経過し，現在は廃薬しています。

　初診の所見および処方は以下の通りです。
［脈診］

|  | 寸 | 関 | 尺 |
|---|---|---|---|
| 右 | 細滑　按微 | 滑　按細 | 滑細　按細 |
| 左 | 滑細軟　按細 | 滑細軟　按細 | 沈細滑，長 |

第4章 肺がん

［舌診］舌質淡嫩暗・舌苔白薄賦・舌裏の静脈の怒張あり。
［腹診］胃気痞塞あり，肺気は胸中・下部で吸気が辛い。側腹部の圧痛あり。
［処方］
(1) 牡蛎20g，天花粉6g，桂枝6g，修治附子3g，半夏6g，乾生姜6g，枳殻6g，蒼朮9g，茯苓9g，麻黄2g，鶏内金6g，沙麦芽9g，白花蛇舌草20g，半枝蓮20g，炒甘草6g（7日分）
(2) 駆瘤膏ⅡA, Ⅳ，免疫膏（各）1個
初診のため通常量の3分の2の薬量から開始しました。

### 治療経過

［2005年12月28日（5年経過）の処方］
(1) 粉防已6g，黄耆15g，茯苓15g，枳殻6g，蒼・白朮（各）9g，麻黄4.5g，炮附子3g，烏頭2.5g，人参9g，乾地黄15g，白花蛇舌草30g，半枝蓮30g，霊芝9g，鶏内金6g，炙甘草6g（分2×35日分*）
　　＊23日分の原料を細末化して35日分とします。
(2) 冬夏散*2g，メシマコブ末3g（分2×35日分）
　　＊冬夏散は肺腎を補強する力のある冬虫夏草と同量の桂皮末の混合したもの。

### 〈コメント〉

以後，順調に経過していましたが，2009年11月6日下血を精査したところ上行結腸にがんが見つかり，12月1日に部分切除を行いました。N（0/10）。その後は肺・大腸ともに経過順調で，現在も通院しています。

## 症例2　肺がん（ステージⅠB）

　58歳，男性，身長164cm，体重54kg。2006年1月27日初診。2005年10月3日，検診の胸部X線で肺腫瘍を指摘され，10月末に某大学病院を受診しました。精査の結果，肺がん（直径3.8×3.5×1.7cm），遠隔転移なしの診断でした。T2 N0 M0（ステージⅠB），病理は腺がん。12月7日上葉切除。その後，咳が非常に多い状態で，術後50日ほどして，再発予防，咳・白粘痰（少）を主訴に当院を受診しました。

　初診時の所見は以下の通りです。
[生活歴・既往歴] 30年間喫煙（20本/日），毎日ビールで飲酒開始（ただし，いずれもがんが判明して中止しています）。喉は渇かないものの，水分摂取を心がけており，緑茶（肺と胃腸を冷やすため本来は禁止です）・ほうじ茶を1日に5～6杯飲んでいます。
[既往歴] 30年前に胃潰瘍で胃を3分の2切除。
[問診] 大便やや軟（1回/日）。多少，食欲減退。
[脈診]

|   | 寸 | 関 | 尺 |
|---|---|---|---|
| 右 | 細（滑） | 沈細 | 沈細（滑） |
| 左 | 細 | 沈細滑 | 沈細滑，長 |

[舌診] 舌質淡暗・舌苔少滑・裂紋あり・舌裏の静脈の怒張あり。
[腹診] 胃気痞塞あり，肺気は胸中・下部にて吸気が辛い。側腹部の圧痛あり。

　粛降不良・胃気肝気阻滞・陽気不足と弁証し，理気袪痰鎮咳・清熱解毒を治法として，柴胡（前胡で代用）桂枝乾姜湯加減を処方しました。
[処方]
(1) 前胡9g，炒黄芩6g，半夏6g，乾生姜3g，枳殻3g，蒼朮9g，

牡蛎15g，天花粉6g，桂皮3g，修治附子4.5g，炒葶藶子9g，麦門冬6g，白花蛇舌草20g，半枝蓮20g，炒甘草6g（分3×7日分）

＊5日分の原料を粗末化して7日に分けて使用。
(2) メシマコブ末3g（分2×7日分）
(3) 駆瘤膏ⅡA，Ⅳ，免疫膏（各）1個

### 治療経過

2月3日受診，空咳が続き，痰の切れが悪い。肩がだるい，断眠があり，ガスが多く腹が張る。

［脈診］

|   | 寸 | 関 | 尺 |
|---|---|---|---|
| 右 | 細滑　按微 | 細滑　按微 | 沈細（滑） |
| 左 | 滑細 | 沈滑細 | 滑細弦，長 |

［舌診］舌質正・舌苔少滑・舌裏の静脈の怒張なし。

祛痰鎮咳・理気温肺・清熱解毒を治法として，薏苡附子湯加減（柴胡桂枝乾姜湯の方意も残す）を処方しました。

［処方］

(1) 牡蛎15g，葛根15g，桂皮4.5g，修治附子3g，烏頭1g，炒葶藶子15g，半夏9g，乾生姜6g，枳殼6g，蒼朮9g，薏苡仁20g，皂莢4.5g，白花蛇舌草30g，半枝蓮30g，炒甘草6g（分3×14日分＊）

＊10日分の原料を粗末化して14日に分けて使用。
(2) メシマコブ末3g（分2×14日分）

2月17日受診，咳によって右側胸痛（術創に近い）が起こる。

各論

[脈診]

|   | 寸 | 関 | 尺 |
|---|---|---|---|
| 右 | 細滑　按細 | 細 | 細 |
| 左 | 滑　按細 | 滑 | 滑細, 長 |

[舌診] 舌質やや暗・舌苔薄白・舌裏の静脈の怒張あり。

温補肺腎・祛痰鎮痛・清熱解毒を治法として，栝楼薤白半夏湯加減を処方しました。

[処方]

(1) 人参9g，黄耆15g，麦門冬9g，乾地黄15g，紫石英12g，修治附子3g，烏頭1.5g，栝楼皮・仁（各）9g，薤白6g，半夏9g，乾生姜6g，紫霊芝9g，白花蛇舌草30g，半枝蓮30g，炒甘草6g（分3×14日分＊）

　　＊10日分の原料を粗末化して14日に分けて使用。

(2) 三虫（露蜂房・蜈蚣・全蝎）炭1.5g，䗪虫炭0.5g，蛭桂散0.5g，刺五加末3g（分2×14日分）

(3) 鎮痛膏＊，駆瘤膏ⅡA，Ⅳ，免疫膏（各）1個

　　＊鎮痛膏：烏頭・乳香・没薬・血竭・雲南白薬・麝香などを500gのワセリンに混入したもの。

3月3日受診，まだ咳による右側胸痛がある。2月24日からUFT 4Cap/日の内服を開始する（現在に至る）。

[脈診]

|   | 寸 | 関 | 尺 |
|---|---|---|---|
| 右 | 細 | 細 | 微 |
| 左 | 滑 | 沈滑細 | 沈細滑, 長 |

[舌診] 舌質正・舌苔薄白・舌裏の静脈の怒張あり。

第4章　肺がん

降気止嗽・清熱解毒を治法として，以下を処方しました。
[処方]
(1) 人参9g，黄耆15g，麦門冬12g，半夏9g，乾生姜6g，枳殻6g，蒼朮12g，杏仁9g，麻黄3g，紫苑9g，款冬花6g，修治附子3g，烏頭1.5g，紫霊芝9g，白花蛇舌草30g，白毛藤30g，炒甘草6g（分3×14日分＊）

　　　　＊10日分の原料を粗末化して14日に分けて使用。
(2) 三虫炭1.5g，䗪虫炭0.5g，蛭桂散＊0.5g，刺五加末3g（分2×14日分）
(3) 定喘膏＊1個

　　＊蛭桂散：水蛭3，虻虫2，肉桂1の混合比を細末としたもの。
　　＊定喘膏：白礬・天南星・白芥子・天仙子をワセリン500gに混入したもの。


3月17日受診，胸痛はない。咳嗽が減少し，断眠はない。ガスがある。
[脈診]

|   | 寸 | 関 | 尺 |
|---|---|---|---|
| 右 | 細 | 細滑 | 沈細 |
| 左 | 細 | 沈滑細 | 沈細滑，長 |

[舌診] 舌質正・舌苔薄白・舌裏の静脈の怒張あり。
[処方]
(1) 烏頭1gへ減量，他は同じ。
(2) 蛭桂散を桂皮末に変更0.5g。
(3) ビオフェルミン8錠（分2×14日分）


以後，多少の症状の変化はあるものの，全体として順調に経過しています。定期的に行う血液検査・胸部X線・CTなども異常なく，術後2年以上無事に経過しています。当時の処方は次の通りです。

2008年1月16日受診，元気。

[脈診]

|   | 寸 | 関 | 尺 |
|---|---|---|---|
| 右 | 細（滑） | 細滑 | 細滑，長 |
| 左 | 沈細滑 | 細滑 | 細滑，長 |

［舌診］舌質やや淡嫩・舌苔薄白・舌裏の静脈の怒張なし。

補中益気湯加減として以下を処方しました。

［処方］

(1) 人参9g，黄耆15g，当帰6g，柴胡6g，升麻3g，大棗6g，炮附子3g，烏頭3g，丹参15g，五味子4.5g，紫霊芝9g，白花蛇舌草30g，半枝蓮30g，炒甘草4.5g（分3×21日分*）

 ＊15日分の原料を粗末化して21日に分けて使用。

(2) 田七末3g（分2×21日分）

なお，現在もUFT 4Capも併用しています。

〈コメント〉

2008年12月24日に3年経過し，CTでも異常はみられませんでしたが，本人の希望により2009年1月21日の処方で終了としました。

## 症例3　肺がん（ステージⅣ）

63歳，男性，173cm，74.5kg。2003年9月26日初診。2002年，CTで右肺下葉にがんが見つかり，葉切除予定であったものが，肋膜に浸潤があり，さらに胸水からもがん細胞が見つかり手術不能と判定され，結局，抗がん剤治療に漢方薬を併用しています。

胸水抜水後，抗がん剤を注入し，その後全身化学療法を行いましたが，そのために肝機能低下や全身の発疹・発熱などの副作用が現れたものの，第1クールで腫瘍縮小を認めました。第2クールでは変化を認めません

でしたが第3クールまで行いました。PETの結果，縮小したといわれ，イレッサ内服に切り替え，しかし10日後より発熱・薬疹のためいったん中止，その後に隔日服用となりました。服薬日には微熱・薬疹が出て，血圧上昇・肝機能悪化などの副作用が出るものの内服を継続しています。2003年春にCTで腫瘍の増大を認めたため，イレッサを一時中断し，再び抗がん剤の点滴を行いました。同じく1クール目で効果を認めましたが2クールでは変化がなく，再び隔日のイレッサ内服に変更して，現在に至っています。ここで当院を受診しました。

当院での治療の基本方針は，明らかな腫瘍が存在しているため，それが少しでも大きくならないようにすることを目的に処方構成しています。

以下は，第3診（2003年11月4日）の所見です。

［脈診］

|   | 寸 | 関 | 尺 |
|---|---|---|---|
| 右 | 滑やや弦 | 滑やや弦 | 滑細弦，長 |
| 左 | 滑弦 | 滑やや弦 | 滑弦，按細，長 |

［舌診］舌質やや紅・苔白賦・舌裏の静脈の怒張なし。
［爪診］半月は右3本・左2本。

弁証の結果，治法を袪痰開竅・温裏解毒・免疫賦活とし，以下を処方しました。
［処方］
(1) 牡蛎15g，天花粉6g，半夏6g，厚朴6g，乾生姜3g，枳殻3g，蒼朮9g，麻黄2g，白花蛇舌草20g，半枝蓮20g，修治附子3g，炒甘草6g，霊芝6g（分3×7日分）
(2) メシマコブ粉末3g（分2×7日分）
(3) 駆瘤膏ⅡA，Ⅳ，免疫膏（各）1個

以後，遠距離にも関わらず2～4週ごとに通院しています。

各論

### 治療経過

2008年1月11日受診，多少咳はあるが，体調はよい。
［脈診］

|   | 寸 | 関 | 尺 |
|---|---|---|---|
| 右 | 滑 | 滑有力 | 滑有力，長 |
| 左 | 滑 | 滑有力 | 滑やや弦，長 |

［舌診］舌質やや暗・舌苔薄白膩・舌裏の静脈の怒張あり。

温陽滋陰・袪痰砕塊・清熱解毒を治法として，以下を処方しました。
［処方］
(1) 牡蛎20g，玄参12g，夏枯草15g，砕塊方*1包，鶏内金6g，人参9g，黄耆15g，天門冬9g，乾地黄15g，薏苡仁20g，紫霊芝9g，白花蛇舌草30g，半枝蓮30g，炒甘草4.5g（当院で煎じてパック詰め，1パック140mL，1日2パック）（分2×21日分）
(2) 田七末3g，刺五加末2g（分2×21日分）

*砕塊方：皂角刺炭3g，山慈姑4.5g，黄薬子4.5g，海藻9g，土貝母12g，天葵子4.5g，猫爪草9g，海蛤粉15gを1包とする。

2008年6月27日（第88診）に最終診察し，その後処方薬のみを送っており，最終処方は2010年5月29日（第126診）でした。

〈コメント〉

ステージⅣの症例でしたが7年近く経過を維持できました。タイにも工場を持ち，ときどき出張もしていましたが，最後は残念な結果となってしまいました。

# 第5章

# 大腸がん

## 概況

大腸がんに対する基本生薬は，「白花蛇舌草＋白毛藤」です。ただし，症例2（106頁）のように肝転移を伴う場合は，白毛藤の代わりに石見穿を用いることがあります。

教科書的な大腸がんの弁証論治は以下の通りです。

| 弁証型 | 主症状 | 代表処方 |
| --- | --- | --- |
| 1. 湿熱蘊結 | 慢性的な腹痛・膿血を伴う大便・裏急後重・肛門の灼熱感 | 白頭翁湯加減 |
| 2. 瘀毒内結 | 煩熱・口渇・腹痛腹脹・大便膿血で血色は紫暗・裏急後重 | 仙方活命飲加減 |
| 3. 脾胃虚寒 | 痛みは強くないが張りを伴う | 黄土湯加減 |
| 4. 脾虚下陥 | 腹部の下墜脹満感・息切れ・食欲不振・大便軟 | 補中益気湯加減 |
| 5. 気血不足 | 顔面蒼白・眩暈・痩せて腹脹 | 帰脾湯加減 |

白頭翁湯（『傷寒論』）：白頭翁・黄連・黄柏・秦皮
仙方活命飲（『外科発揮』）：炙穿山甲・天花粉・甘草・乳香・没薬・白芷・赤芍・貝母・防風・皂角・当帰・陳皮・金銀花
黄土湯（『金匱要略』）：黄土・甘草・生地黄・白朮・附子・阿膠・黄芩

各論

補中益気湯（『脾胃論』）：黄耆・人参・炙甘草・白朮・当帰・陳皮・升麻・柴胡
帰脾湯（『校注婦人良方』）：人参・白朮・黄耆・茯苓・竜眼肉・当帰・遠志・酸棗仁・木香・炙甘草

## KEYとなる生薬——白花蛇舌草

　白花蛇舌草（*Hedyotis diffusa* Willd.）はアカネ科フタバムグラ属の1年生植物で，日本・中国・熱帯アジアに広く分布しています。生薬原料としては全草が用いられ，清熱解毒薬に分類され，数多くある抗がん作用をもつ生薬の代表です。

　何度も述べるように，寒毒であるがんに対応すべき解毒薬は，寒性の薬物は避けるべきであると李可老師に教えられてから，私は抗がん生薬すべての性味を見直し，苦寒のものは原則適応から外すようにしました。そのなかにあって，白花蛇舌草は，一般の本草書では性は寒ですが，味は苦甘（他に苦甘温・甘淡涼・微苦涼・微寒微温・辛渋寒の説もある）ということで，また何より使い勝手がよいことから，現在も頻用しています。

　私は，がんに用いる解毒系生薬は臓器別に種類を変えることが多く，通常は2種類を30gずつ用いて，基本弁証に則り用薬したものに加味しています。

　白花蛇舌草は，肺・肝・大腸に帰経することから，呼吸器・肝胆，そして大腸を含めた消化器全般に用いることが可能です。

〈がん以外の白花蛇舌草の用法〉

1) 咽喉頭炎・肺炎・肺膿瘍などの炎症性呼吸器疾患：栝楼・前胡・桔梗・牛蒡子・射干を併用する。黄芩は肝障害の危険があるため，炒めるなどの修治が必要である。
2) 肝炎・黄疸：清熱利湿・退黄の働きがあり，綿茵蔯・石見穿と併用する。

特に血清肝炎にも有効なので，肝硬変や肝がんへの進展を予防する意味を含めて使用が勧められる。
3）泌尿器系感染症：石葦などの清熱通淋薬と併用する。
4）急・慢性下痢：適応拡大として放射線治療後の腸過敏状態にも使われる。

### 症例1　虫垂がん（ステージⅢa）

28歳，女性。2007年11月13日初診。2007年4月2日，某病院で虫垂炎と診断され虫垂を切除しました。その後，がんと判明したため4月19日，腹腔鏡下で回盲部を切除しましたが，リンパ節転移がみとめられました。ステージⅢa。5月から化学療法（mFOLFOX）を毎月1回，計6回行いました。化学療法終了後の11月に当院を受診しました。

初診時の所見は以下の通りです。
［脈診］

|   | 寸 | 関 | 尺 |
|---|---|---|---|
| 右 | 沈細滑 | 滑細 | 沈滑 |
| 左 | 細滑　按微 | 短　沈細 | 沈細滑 |

［舌診］舌質やや淡・舌苔白薄賦・舌裏の静脈の怒張あり。

肝腎不足・気血両虚・胆気不足と弁証し，以下を処方しました。
［処方］
（1）牡蛎15g，天花粉6g，桂皮3g，川楝子9g，延胡索6g，姜半夏6g，枳実3g，白朮9g，焦山楂9g，白花蛇舌草20g，半枝蓮20g，炮附子4.5g，霊芝9g，炒甘草4.5g（14日分）
（2）田七粉3g，刺五加末2g（14日分）
（3）駆瘤膏ⅡA，Ⅳ，免疫膏（各）1個

初診のため使用薬量は3分の2としました。この処方は，柴胡桂枝乾姜湯の方意をもちますが，「柴胡＋黄芩」に代わり「川楝子＋延胡索」の金鈴子散で脇痛に対応しています。

※この頃は半枝蓮を用いていましたが，性が苦寒のため現在は消化器系のがんには用いていません。また，関前の短脈があることから，胆気不足（＝胆怯）があることも明らかで，酸棗仁湯の方意を加味する必要があったと思われます。しかも若年発症のがん患者で，後述する「65診」のように，再発への不安に対処する意味からも酸棗仁湯は必須であったと考えます。

## 治療経過

第2診以降，本来の薬量を使用し，寒冷期であるため附子は徐々に増加していきました。

2008年2月12日受診（第7診），CEA・CA19-9値は正常。2月上旬から両手指と足趾のこわばり・疼痛があります。

[処方]
(1) 桂皮4.5g，赤芍12g，知母6g，蒼・白朮（各）9g，麻黄4.5g，炮附子4.5g，烏頭4g，乾地黄15g，防風9g，淫羊藿15g，白花蛇舌草30g，白毛藤30g，当帰15g，川芎9g，鶏血藤15g，霊芝9g，炒甘草4.5g（分3×14日分）
(2) 田七粉3g，刺猬皮炭末1.5g（分2×14日分）

この処方は，桂芍知母湯加減です。烏頭1gを炮附子5gと換算すれば，炮附子としての総量は24.5gになります。もちろん附子は時行・気候に応じて加減します。当帰・川芎・鶏血藤の組み合わせは張炳厚老師の教えにもとづきますが，近年，唐当帰・唐川芎の納入価が高騰しているため，丹参で代替することも可能です。刺猬皮は大腸がんの特効薬ですが，動物生薬が高騰し，しかも炭化作業が困難なため，現在は粉末炭薬としての服用は中止し，動物炭薬は軟膏（駆癌膏）などとしてのみ用いてい

ます。

　以後，仕事でパソコンを使用するため，軽快はするものの手指痛が継続しています。仕事がなければ良好な状態です。また疼痛・こわばりは冬期や雨天時に悪化します。背景因子として風寒湿邪の存在が示唆されます。2010年9月に退職し，以後は手指痛の訴えはなくなりました。

　2011年11月12日受診（第65診），元気ですが便秘がち。
［脈診］

|   | 寸 | 関 | 尺 |
|---|---|---|---|
| 右 | 沈滑細 | 沈滑細 | 沈細滑 |
| 左 | 沈滑細 | 短 沈滑細 | 沈滑細 |

［舌診］舌質淡・舌苔白・舌裏の静脈の怒張あり。

　腎陽虚・胆気不足・気秘と弁証し，温胆補陽・補気血活血・安神通便を治法として以下を処方しました。
［処方］
(1) 人参9g，山薬15g，熟地黄15g，丹参15g，炒酸棗仁24g，茯神15g，川芎9g，知母9g，姜半夏9g，蟬退4.5g，炮附子6g，烏頭6g，白花蛇舌草30g，白毛藤30g，檳榔9g，決明子15g，縮砂3g，霊芝9g（分3×14日分）
(2) 田七粉3g（分2×14日分）

　関前の短脈があり，酸棗仁湯加減を用いました。前述したように一般にがん患者の多くは再発に対する不安を抱く場合が多く，現在では初診時から酸棗仁湯の方意を加味することが一般的です。もちろん，治療後年余が経過し，不安も少なくなれば不要になります。
　蟬退（『神農本草経』では蚱蟬）は，『神農本草経』条文の「治小児驚

痛，夜啼」からヒントを得て用いたもので，朱良春老師（虫類の運用に長けた江蘇省南通市の老中医）は頑固な不眠に用いると奏功すると言っています。

　この処方の頃は3年以上経過し安定しているため，1日分の処方薬で第2煎も作り，1煎と2煎を合わせたものを二等分し，2日で服用しています。

　初診以後，大過なく経過し，2012年4月24日，血液検査と大腸内視鏡では正常でした。5年経過したことから当院の加療を終了しました。

　最終診（2012年3月13日）の処方は次の通りです。
(1) 人参9g，山薬15g，熟地黄15g，丹参15g，炒酸棗仁24g，茯神15g，川芎9g，知母9g，姜半夏9g，蝉退4.5g，炮附子7g，烏頭7g，白花蛇舌草30g，白毛藤30g，檳榔9g，決明子15g，縮砂3g，霊芝9g（分3×14日分）＊1日分の処方を2日で服用。
(2) 田七粉3g（分2×14日分）

## 症例2　直腸がん（肺および肝臓に転移）（ステージⅣ）

　37歳，男性，165cm，60kg。2010年7月2日初診。2008年から血便がある。2009年4月に近医受診後，某大学病院へ紹介受診となり，直腸がんおよび肺・肝臓への遠隔転移の診断を受けました。4カ月間化学療法を行い，2009年8月10日に直腸を切除し，ストーマを作製しました。また肝臓は部分切除（肺は手術せず）。2009年10月から化学療法を行い，12月から別カクテルの化学療法を行う。2010年3月からCEA値が10.8ng/mLに再上昇し，CTにて肺・肝の再発が認められ，別カクテルの化学療法を4回で終了しました。患者はがんへの対処および化学療法に伴う副作用の軽減を主訴に当院を受診しました。

初診の所見は以下の通りです。
[問診] ビール・緑茶・ウーロン茶を多飲。不眠（断眠多夢）・不安・首肩こり・水涕・悪心・口内炎がよくできる・のぼせ・下肢が冷える。
[脈診]

|  | 寸 | 関 | 尺 |
|---|---|---|---|
| 右 | 沈滑 | 沈滑有力 | 沈滑，長 |
| 左 | 沈滑 | 沈滑 | 沈滑細弦，長 |

[舌診] 舌質淡・舌苔白・舌裏の静脈の怒張なし。
[腹診] 胸脇苦満・心下秘・肺気宣散不良・下肢肌水あり。
[指甲診] 左1〜2本・右5本（小）。

膈気滞・痰湿阻滞・肺腎陽虚・寒毒造瘤と弁証し，理気化痰・温陽破瘤を治法として，以下を処方しました。
[処方]
(1) 牡蛎20g，磁石20g，姜半夏6g，炒酸棗仁15g，茯神9g，炮附子6g，天花粉6g，枳殻3g，蒼・白朮（各）6g，中麻黄3g，白毛藤20g，石見穿20g，鶏内金4.5g，霊芝9g，炒甘草4.5g（分2×14日分）
(2) 田七粉3g，刺五加末2g（分2×14日分）
(3) 駆瘤膏ⅡA，Ⅳ，免疫膏（各）1個

初診のため，処方量は本来の使用薬量の3分の2になっています。不安と不眠に対処するため酸棗仁湯加減を加味しています。

### 治療経過

2010年7月16日受診（第2診），水様便が時々あり，腹脹・下腹部痛もある。
[処方]

(1) 竜骨20g，牡蛎20g，赤石脂20g，炒酸棗仁24g，茯神15g，姜半夏9g，枳殻6g，土炒白朮15g，炮附子3g，烏頭1g，炒補骨脂9g，葛根15g，白毛藤30g，石見穿30g，焦山楂12g，霊芝9g，炒甘草4.5g（分2×14日分）
(2) 田七粉3g，刺五加末2g（分2×14日分）

本来の使用薬量にして，赤石脂・炒補骨脂で温補脾腎して下痢・腹痛などに対処しました。同時に温罨を勧めました。

以後も化学療法は継続し，CEA値は少しずつ上昇するも，7月8日のCTは4月と変化ありませんでした。

2010年11月19日受診（第11診），一昨日化学療法を行ったが副作用は減少。CEA 5.5ng/mL，CTでも各腫瘤は縮小傾向にありました。

［脈診］

|   | 寸 | 関 | 尺 |
|---|---|---|---|
| 右 | 沈細 | 沈滑細 | 沈滑細, 長 |
| 左 | 沈細滑 | 沈滑細 | 沈滑細, 長 |

［舌診］舌質正常・舌苔白・舌裏の静脈の怒張なし。

［処方］
(1) 牡蛎20g，代赭石20g，赤石脂20g，人参9g，山薬15g，茯苓15g，姜半夏9g，陳皮3g，炮附子4.5g，烏頭4g，熟地黄15g，炒補骨脂15g，白毛藤30g，石見穿30g，焦山楂12g，霊芝9g（分2×13日分）
(2) 田七粉3g，刺五加末2g（分2×13日分）

代赭石・姜半夏・陳皮・茯苓で胃気を降ろし，祛痰して悪心を押さえます。

2011年初めから再び腫瘍マーカー値が増加傾向にありましたが，CT

では肺腫瘍は縮小傾向にありました。

　2011年3月4日，CEA 21ng/mL，CA19-9：W.N.L.，点滴での化学療法は中止とし，以後は内服化学療法（ゼローザ®）を開始しました。しかし5月にはCEA値が500台に急上昇。ストーマ部の狭扼感もありました。その後，7月末に副作用のため内服化学療法をTS-1に変更。8月末から点滴化学療法を再開し，9月中旬のCTで肺・肝ともに増大していました。

　2011年10月26日受診（第34診），元気ですが，右脇部の張りと肝区背痛がある。CEA 2,600ng/mL，CA19-9 35.6 U/mL。
［脈診］

|   | 寸 | 関 | 尺 |
|---|---|---|---|
| 右 | 沈細滑 | 沈滑細 | 沈滑細，長 |
| 左 | 沈滑細 | 沈滑細 | 沈滑細，長 |

［舌診］舌質正常・舌苔白・舌裏の静脈の怒張なし。
［処方］
(1) 土鼈甲30g，砕塊方1包，玄参15g，連翹12g，鶏内金6g，川楝子9g，延胡索6g，人参9g，山薬15g，熟地黄15g，丹参15g，炮附子6g，烏頭4g，白毛藤30g，石見穿30g，霊芝9g，縮砂3g（分2×14日分）
(2) 田七粉3g，刺五加末2g（分2×14日分）

　画像・マーカー値ともに悪化傾向にあるため，この日から腫瘍を砕く目的の処方の組み合わせである「土鼈甲・砕塊方・玄参・連翹・鶏内金」を開始しました。砕塊方は海蛤粉15g，土貝母（または浙貝母）12g，海藻15，黄薬子4.5g，山慈姑4.5g，皂角刺炭3g，天葵子4.5g，水紅花子6gの組み合わせです。

　脇部痛と肝区背痛に対し金鈴子散（川楝子・延胡索）を使用しました。烏頭1gは炮附子5gと換算しますから，この処方の炮附子は26gに

なります。

　その後，化学療法のたびに腹痛・下痢の副作用が強く半量使用や延期が相次ぎました。改めて肝臓および呼吸器外科医と相談し，腫瘍の増加が少ないため，新たに手術をすることになりました。2012年2月1日，肝臓部分切除（ほとんど半切だったようです）および右肺中葉切除を実施し，術後の回復が順調なため2週間で退院となりました。

　2012年2月22日受診（第42診），手術創の痛みが強く不眠。ロキソニン服用中。左肺は2月28日に手術予定。
[脈診]

|   | 寸 | 関 | 尺 |
|---|---|---|---|
| 右 | 沈滑細 | 沈滑細 | 沈細滑 |
| 左 | 沈滑 | 沈滑細 | 沈細滑 |

[舌診] 舌質正常・舌苔白・舌裏の静脈の怒張なし。
[処方]
(1) 牡蠣30g，砕塊方1包，玄参15g，連翹12g，鶏内金6g，人参9g，山薬15g，熟地黄30g，丹参30g，炮附子7g，烏頭7g，白毛藤30g，石見穿30g，霊芝9g，乳香・没薬（各）3g，縮砂3g（分2×14日分）
(2) 雲南白薬＊3g，刺五加末2g（分2×14日分）

　　＊雲南白薬：雲南省で作られている散薬。構成生薬はマル秘だが，半分は田三七，他は種々の動物生薬と思われる。止痛作用が強い。

　左肺腫瘍が未だ残っているため，「砕塊方」の方意は残します。ただし，安神の意味を加えるため土鼈甲を牡蠣に変更しました。術後の回復のため熟地黄や丹参を増量し，乳香・没薬と雲南白薬で術創の痛みに対応しました。炮附子は換算で総量42gになっています。

2012年3月14日，胸腔鏡下で肺腫瘍14個切除。5月1日，肺・肝のCTで腫瘍が若干増大。5月17日から点滴で抗がん剤治療を開始。その後，肝機能悪化により化学療法を中止しました。

2012年8月24日受診（第54診），人工肛門のストーマ口が浮腫。エコーで大腸に異常はありませんが，腹水貯留。

[脈診]

|  | 寸 | 関 | 尺 |
|---|---|---|---|
| 右 | 沈滑細 | 沈滑 | 沈滑 |
| 左 | 沈滑 | 沈滑細 | 沈滑細 |

[舌診] 舌質正常・舌苔白薄膩・舌裏の静脈の怒張あり。

[処方]

(1) 代赭石30g，砕塊方1包，人参20g，姜半夏9g，川楝子9g，延胡索9g，葛根15g，丹参15g，生地黄15g，淫羊藿15g，炮附子4g，烏頭4g，白毛藤30g，石見穿30g，綿茵蔯30g，霊芝9g，炒甘草4.5g（分3×12日分）

(2) 田七末3g，刺五加末2g（分2×14日分）

9月7日（家族から電話），9月1日夕方4時頃に下腹痛がひどくなり，緊急入院し，腹水圧迫のためとして利尿剤を使用中。

9月18日（家族から電話），9月15日に死亡。全経過2年2カ月でした。

# 第6章

# 婦人科がん

## 概況

　子宮・卵巣と関連する経絡は厥陰肝経です。したがって，厥陰肝経を温めることは重要な治療方針（呉茱萸は重要な生薬）になります。ただし，子宮頸がんと子宮体がんには大きな治療上の相違点があります。それは，頸部がんは気滞・痰飲・湿邪が大きな病因であるのに対し，体がんは瘀血が大きく関与するという点です。下腹部の瘀血に対しては失笑散（止血を目的とする場合は炒めて使う）や，「三稜＋莪朮」の組み合わせをよく用います。

　卵巣がんには瘀血が絡むものと痰湿邪が関わるものがあります。これまでの経験では，瘀血タイプのがんのほうが悪性度の高いものが多いように思われます。

　婦人科がんに対しては「菝葜30ｇ＋莪朮（あるいは蚤休）30ｇ」が基本になります。卵巣がんには八月札12ｇを加味します。莪朮30ｇの代わりに「三稜9ｇ＋莪朮9ｇ＋川牛膝6ｇ」も可能です。

## KEY となる生薬——七洗い呉茱萸

　上述した通り，子宮・卵巣と関連する経絡である厥陰肝経を温めるためには「七洗い呉茱萸」15ｇの使用は必須（大棗9ｇ＋乾生姜6ｇを加

味する）になります。

　七洗い呉茱萸は，宋板『傷寒論』厥陰病の呉茱萸湯条文に記載がみられます。

　　乾嘔し涎沫を吐き，頭痛む者は，呉茱萸湯之を主る。方十八。
　　呉茱萸一升，湯洗すること七遍　人参三両　大棗十二枚，擘く　生薑六両，切る
　　右四味を水七升を以て煮て二升を取る。滓を去り，温服すること七合，日に三服す。

『宋板傷寒論』辨厥陰病脉証并治第十二

　呉茱萸の薬量はその辛苦味のために，一般には6ｇ以下で用いることが多いですが，中医火神派の重鎮である山西省の李可老師（75頁のコラム参照）によれば，10ｇ以下の使用では効果がなく，15ｇ以上用いてはじめて効果を現すといいます。これは『傷寒論』中の薬量を生姜や大棗と比べたうえでの結論だということです。上掲した『傷寒論』条文を見ていただければ明らかでしょう。この呉茱萸に関する意見は李老師の恩師である山西中医学校傷寒・内科教研室の温碧泉老師によるもののようです。

　なお，呉茱萸の古典の記述は以下の通りです。

『神農本草経』
　　一名藙。味辛温。生川谷。温中下氣，止痛，欬逆，寒熱。除湿血痺，逐風邪，開湊理，根殺三蟲。

『名医別録』
　　大熱，有小毒。去痰冷，腹内絞痛。諸冷実不消，中悪，心腹痛，逆気。利五蔵。根白皮，殺蟯蟲，治喉痺，欬逆，止洩注，食不消，女子経産餘血，療白癬。

第 6 章　婦人科がん

### 症例 1　卵巣明細胞腺がん（ステージⅢ）

　60 歳，女性。2008 年 12 月 26 日初診。2008 年 4 月頃より体重が増加し（48 → 50kg），5 月に腹囲増加，下腹部全体の痛み，ついで不正出血がありました。同月近医から某病院へ紹介され精査を受けたところ，卵巣がんと診断告知されました（病理診断：clear cell adenocarcinoma, stageⅢ）。6 月 9 日，両卵巣・子宮摘出および周辺リンパ節の切除術を受けました。

　術後，化学療法を 6 クール行い，11 月 20 日に終了し，当院初診 1 週間前に CT 検査を受けましたが，異常ありませんでした。

　当院へは，不眠（入眠悪く，断眠・多夢）とがんの再発予防を主訴に来院されました。身長 150cm，体重 46kg。7 年前から高脂血症薬を内服し，家族歴は子供が 2 人，母親が腎不全を患っています。

　初診時の所見は次の通りです。
［脈診］

|   | 寸 | 関 | 尺 |
|---|---|---|---|
| 右 | 滑有力　按無力 | 滑有力　按細 | 滑　按細，長 |
| 左 | 滑　按細 | 滑有力 | 滑細弦，長 |

［舌診］舌質淡暗・舌苔白滑・舌裏静脈の怒張あり。
［腹診］心下痞。縦隔への圧迫は胸下部までで呼気が辛い。
［その他］下肢に肌水あり。
［指甲診］左右 4 本・色調淡。

　膈不通・胃気阻滞・肺気宣散不良・陰陽両虚・熱毒造瘤と弁証し，以下を処方しました。
［処方］
(1) 牡蛎 20 g，磁石 20 g，炒酸棗仁 18 g，茯神 12 g，炮附子 6 g，天

花粉6g，姜半夏6g，枳実4.5g，白朮12g，菝葜20g，竜葵20g，八月札9g，紫霊芝9g，焦山楂9g，炒甘草4.5g（分3×14日分）
(2) 田七粉3g，刺五加末2g（分2×14日分）
(3) 駆瘤膏ⅡB，Ⅳ，免疫膏（各）1個

　初診のため，本来の使用量の3分の2としました。一般にがん患者に対しては，再発への不安に対するため酸棗仁湯加減を配慮します。寝付きが悪いのは衛気阻滞によるものです。枳朮散と姜半夏で胃気を回復し，婦人科がんの基本薬である菝葜＋竜葵（＋八月札）（後述する理由により，竜葵は現在用いていません）を用います。田七末は止血と線容を兼ね，さらにがんに多い異常血管造成を防止します。刺五加はリンパ球増加による免疫賦活を期待しています。

### 治療経過

2月6日受診（第4診），睡眠は良好で，体重47kg。
［脈診］

|   | 寸 | 関 | 尺 |
|---|---|---|---|
| 右 | 滑 | 滑有力 | 滑有力，長 |
| 左 | 滑 | 滑 | 滑，長 |

［舌診］舌質淡・舌苔白・舌裏静脈の怒張あり。
［処方］
(1) 牡蛎30g，磁石30g，炒酸棗仁24g，茯神15g，炮附子18g，人参9g，葛根15g，乾地黄15g，菝葜30g，竜葵30g，八月札12g，紫霊芝9g，焦山楂12g，炒甘草4.5g（分3×14日分）
(2) 田七粉3g，刺五加末2g（分2×14日分）
(3) 駆瘤膏ⅡB，Ⅳ，免疫膏（各）1個

7月10日受診（第15診），健診で不整脈を指摘されました。

[脈診]

|   | 寸 | 関 | 尺 |
|---|---|---|---|
| 右 | 滑 | 滑 | 滑,長 |
| 左 | 滑有力 | 滑 | 滑,長 |

[舌診] 舌質正常・舌苔白・舌裏静脈の怒張なし。

[処方]

(1) 竜骨30g，磁石30g，炒酸棗仁24g，茯神15g，炮附子10.5g，人参9g，麦門冬12g，丹参15g，五味子6g，乾地黄15g，巴戟天15g，菝葜30g，竜葵30g，八月札12g，紫霊芝9g，炒甘草4.5g（分3×14日分）

(2) 田七細粒3g，刺五加末2g（分2×14日分）

(3) 駆瘤膏ⅡB，Ⅳ（各）1個

生脈飲＋丹参で不整脈に対応しています。

7月24日受診（第16診），動悸なし。寝付きが悪い。

[脈診]

|   | 寸 | 関 | 尺 |
|---|---|---|---|
| 右 | 滑有力 | 滑 | 滑,長 |
| 左 | 滑 | 滑 | 滑,長 |

[舌診] 舌質正常・舌苔白滑・舌裏静脈の怒張なし。

[処方]

(1) 竜骨20g，牡蛎20g，磁石20g，炒酸棗仁24g，茯神15g，炮附子8g，姜半夏9g，枳殻6g，白朮15g，丹参15g，藿香9g，菝葜30g，竜葵30g，八月札9g，紫霊芝9g，炒甘草4.5g（分3×14日分）

(2) 田七細粒3g，刺五加末2g（分2×14日分）

入眠の悪化は気滞によるため，姜半夏と枳朮散で対応しました。さらに夏季のため，麻黄の代わりに藿香を用い，朮との組み合わせで祛湿の効果を上げました。

各論

10月2日受診(第20診)
[脈診]

|   | 寸 | 関 | 尺 |
|---|---|---|---|
| 右 | 沈滑 | 沈滑 | 沈滑細, 長 |
| 左 | 沈滑 | 沈滑 | 沈滑細, 長 |

[舌診] 舌質正常・舌苔白・舌裏静脈の怒張なし。
[処方]
(1) 竜骨20g, 牡蛎20g, 磁石20g, 炒酸棗仁24g, 茯神15g, 炮附子19.5g, 人参9g, 川芎9g, 葛根15g, 菟絲子15g, 莪葜30g, 莪朮30g, 七洗い呉茱萸15g, 紫霊芝9g, 炒甘草4.5g（分3×14日分）
(2) 田七細粒3g, 刺五加末2g（分2×14日分）
(3) 駆瘤膏ⅡBを1個

　この年の9月に中国山西省に中医火神派の李可老師を訪問し，「がんは寒毒であり，苦寒の清熱解毒薬を用いてはならない」との教示を受け，寒性の竜葵を中止，莪葜は性が平ないし温のため継続することにしました。竜葵の代わりには骨盤腔内の駆瘀血の意味を兼ねて温性の莪朮を多用し，また下腹部の温裏のため附子とともに「七洗い呉茱萸」を多用し始めました。また脈診は浮取・中取の幅が狭く，沈取の領域が多いことも教わり，脈診の記述が上記のように変化しました。

　12月14日，患者から電話があり，西洋医学の病院で「右鼠径リンパ節が腫脹しており，化学療法を勧告された」と連絡がありました。不信に感じたため，当院からの依頼で定期的にCTの経過を見てきた施設で再撮影を指示し，放射線診断医の読影を希望しました。

　12月22日受診（第25診），2009年5月のCTと比較し，該リンパ節の増大は認めず，反応性の腫脹との読影結果を得ました（後日，西洋医学の病院に報告し，経過観察となりました）。大便不爽。

[脈診]

|   | 寸 | 関 | 尺 |
|---|---|---|---|
| 右 | 沈滑 | 沈滑有力 | 沈滑, 長 |
| 左 | 沈滑 | 沈滑 | 沈滑, 長 |

[舌診] 舌質淡・舌苔白滑・舌裏静脈の怒張なし。

[処方]

(1) 竜骨20g, 牡蛎20g, 磁石20g, 炒酸棗仁24g, 茯神15g, 炮附子33g, 人参9g, 葛根15g, 熟地黄24g, 菝葜30g, 莪朮30g, 七洗い呉茱萸15g, 紫霊芝9g, 大棗9g, 乾生姜6g, 檳榔6g, 決明子15g, 縮砂4.5g（分3×21日分）

(2) 田七細粒3g, 刺五加末2g（分2×21日分）

(3) 免疫膏を1個

以後, 4月24日（32診）まで, ほぼ同様の処方で経過良好です。体調に問題なく, 腫瘍マーカーも多少の変化はありますが正常範囲で推移しています。

表　腫瘍マーカー（CA125・CA19-9）の推移

|        | 8/12/26 | 9/1/23 | 3/23 | 5/26 | 7/27 | 9/28 | 11/30 | 10/2/15 |
|--------|---------|--------|------|------|------|------|-------|---------|
| CA125  | 12.9    | 15.2   | 19   | 21.8 | 23.9 | 19.7 | 24.5  | 20.5    |
| CA19-9 | 18.7    | 8.9    | 16.1 | 16.2 | 14   | 16   | 24    | 19.6    |

単位：U/mL

〈コメント〉

卵巣がんのなかでも悪性度が高い明細胞がんにも関わらず順調に経過し, 2014年10月の時点でも元気に通院しています。現在は1日分の薬を2日で服用しています。

各論

## 症例2　子宮頸がん（ステージⅢb）

　33歳，女性。2009年7月25日初診。2008年6月，某大学病院を受診し，腫瘍径6cm，ステージⅢbと診断されました。7月初めに入院し，化学療法＋腹部外照射（28回）を行い，モルヒネ内服を併用しました。9月初めに膣内照射（3回）。2009年2月に原発部位にがんが再発し，5月12日，子宮全摘＋両卵巣を切除しました。退院後，6月上旬から抗がん剤の内服を開始しましたが1週間で中止となりました。腎機能悪化のため左腎にドレーンを留置しています。この段階で当院を受診しました。

　初診時の所見は以下の通りです。
[生活歴および現症] 冷飲食・多飲の食習慣があり，2年前まで喫煙。大便1～3/日（後軟）腹腸満と痛みがあり，食欲不振。
[脈診]

|   | 寸 | 関 | 尺 |
|---|---|---|---|
| 右 | 細滑 | 細滑 | 沈細滑，長 |
| 左 | 細滑 | 短　沈細滑 | 沈滑細，長 |

[舌診] 舌質淡暗・舌苔白薄膩・舌裏静脈の怒張あり。
[腹診] 心下痞。縦隔への圧迫は胸下部までで呼気が辛い。
[その他] 下肢に肌水あり。
[指甲診] 左右1本・色調淡。

　膈不通・胃気阻滞・肺気宣散不良・胆気不足・陰陽両虚・熱毒造瘤と弁証し，以下を処方しました。
[処方]
(1) 牡蛎20g，磁石20g，炒酸棗仁15g，茯神9g，炮附子6g，天花粉6g，姜半夏6g，枳殻3g，白朮9g，抜葜20g，竜葵20g，藿香6g，紫霊芝9g，焦山楂9g，炒甘草4.5g（分3×14日分）

(2) 田七粉3g,刺五加末2g（分2×14日分）
(3) 駆瘤膏ⅡA,Ⅳ,免疫膏（各）1個

　初診のため本来の使用量の3分の2とし,関前の短脈が認められたため（胆気不足）,酸棗仁湯加減を加えました。


### 治療経過

　8月8日受診（第2診）,右尿管ドレーンを抜去。
(8月6日：CRE 2.9mg/dL, BUN 22mg/dL, SCC 2.5ng/mL, CA125 4U/mL, CEA 1.5ng/mL。RBC 3.14万/μL, Hb 8.5g/dL, Ht 27.8%, WBC 2,900/μL, PLT SI 174。
［脈診］

|   | 寸 | 関 | 脈 |
|---|---|---|---|
| 右 | 滑細 | 滑細 | 沈滑細,長 |
| 左 | 滑 | 滑細 | 沈細滑,長 |

［舌診］舌質暗・舌苔白・舌裏静脈の怒張あり。
［処方］
(1) 牡蛎30g,磁石30g,炒酸棗仁24g,茯神15g,炮附子8g,葛根15g,姜半夏9g,枳殻6g,白朮15g,山帰来30g,菝葜30g,竜葵30g,紫霊芝9g,炒甘草4.5g（分3×14日分）
(2) 田七粉3g,刺五加末2g（分2×14日分）

　以後,経過順調で8月20日のPET-CTも異常なく,SCC 1.2ng/mL, CEA 1.1ng/mL, CRE 0.81mg/dLと改善しました。

　10月17日受診（第7診）,9月24日に膣頸部からの細胞診でステージⅢbと診断され,さらに10月8日の生検で軽い異型性ありということで要観察となりました。

各論

［脈診］

|  | 寸 | 関 | 尺 |
|---|---|---|---|
| 右 | 沈滑弦 | 沈滑細 | 沈滑，長 |
| 左 | 沈滑 | 沈滑細 | 沈細滑，長 |

［舌診］舌質淡暗・舌苔白・舌裏の静脈の怒張あり。

［処方］

(1) 竜骨 20 g，牡蛎 20 g，磁石 20 g，炒酸棗仁 24 g，茯神 15 g，炮附子 21 g，熟地黄 15 g，山茱萸 15 g，淫羊藿 15 g，菟絲子 15 g，七洗い呉茱萸 15 g，菝葜 30 g，莪朮 30 g，紫霊芝 9 g，縮砂 3 g（分 3 × 14 日分）

(2) 田七粉 3 g，刺五加末 2 g（分 2 × 14 日分）

ここで竜葵を莪朮に代え，七洗い呉茱萸を開始しました。症例 1 と同様に李可老師の教えにしたがって温裏を強化しています。

その後，体調は良く，2009 年 11 月 13 日に左尿管ドレーンも抜去し，腰痛も緩解しました。その後ときどき膣部から生検を行い，12 月 25 日のときは大丈夫でしたが，2010 年 1 月 15 日に低分化型扁平上皮がんの診断を受け，1 月 25 日にレーザー焼灼を行いました。

1 月 14 日：CRE 0.59mg/dL，BUN 16mg/dL，SCC 0.8ng/mL，CEA 1.2ng/mL，CA 125 3U/mL，RBC 3.99万/$\mu$L，Hb 11.8 g /dL，Ht 36.4%，WBC 2,800/$\mu$L，PLT 156。

さらに 2 月 12 日に生検，17 日には PET を行いましたが，いずれも異常なく，さらに 4 月 3 日に MRI と生検を行い，いずれも異常ありませんでした。

4 月 17 日受診（第 20 診）

［脈診］

|   | 寸 | 関 | 尺脈 |
|---|---|---|---|
| 右 | 沈弦細 | 沈細滑 | 沈細滑 |
| 左 | 沈滑細 | 短 沈細 | 沈細滑，長 |

[舌診] 舌質やや暗・舌苔白・舌裏静脈の怒張あり。

[処方]

(1) 竜骨20ｇ，牡蠣20ｇ，磁石20ｇ，炒酸棗仁24ｇ，茯神15ｇ，川芎9ｇ，炮附子18ｇ，熟・乾地黄（各）15ｇ，七洗い呉茱萸15ｇ，菝葜30ｇ，莪朮30ｇ，紫霊芝9ｇ，縮砂3ｇ（分3×14日分）

(2) 田七粉3ｇ，刺五加末2ｇ（分2×14日分）

(3) 駆瘤膏ⅡA，Ⅳ，免疫膏（各）1個

初診から丸5年が経過した現在も順調に経過しています。

[2014年7月23日の処方]

(1) 人参9ｇ，葛根15ｇ，巴戟天15ｇ，生地黄15ｇ，七洗い呉茱萸15ｇ，大棗9ｇ，乾生姜6ｇ，半夏9ｇ，赤芍12ｇ，炮附子7ｇ，烏頭7ｇ，菝葜30ｇ，莪朮30ｇ，竜葵30ｇ，霊芝9ｇ，炒甘草4.5ｇ（分3×14日分）

(2) 田七粉3ｇ（分2×28日分）

初診から5年を経過したため，1日分の生薬を2日で服用しています。

〈コメント〉

この症例も順調に経過しており，現在も定期的に通院しています。

## 症例3　子宮体がん（ステージⅠa（高分化型））

34歳，女性，身長161cm，体重49kg。2007年6月9日初診。2003年頃より排卵期に出血し，漸増しています。子宮頸部・体部のがん検診で異常はありませんでした。2005年7月より出血時に疼痛を伴い，3週間持続しました。11月，某大学病院にて細胞診を行って子宮内膜異常増

殖症（＝子宮体がん0期）と診断されました。2006年1月，子宮内膜全面掻爬手術の結果，体がんⅠa期（高分化型）と診断され，子宮全摘を勧告されましたが，将来の妊娠希望のため，ホルモン（ヒスロンH®）療法を行うことにしました。3カ月後の掻爬で異常細胞はありませんでした。6カ月後も異常はなく，ホルモン療法を中止しました。10月の細胞診で再発が見つかりましたが，CT・MRI・PETで異常はありませんでした。2007年1月に再び全面掻爬で複雑型子宮内膜異常増殖症（＝子宮体がん0期）と診断され，ホルモン療法を再開しました。3カ月後に1月と同様の異常細胞を認め増加傾向でしたが，がん化とはいえないと診断されました。完治を目指して当院を受診しました。

初診時の所見は以下の通りです。
［脈診］

|   | 寸 | 関 | 尺 |
| --- | --- | --- | --- |
| 右 | 滑細　按微 | 滑細　按微 | 細滑　按微，長 |
| 左 | 細滑　按微 | 滑細　按微 | 沈滑細，長 |

［舌診］舌質暗・苔白膩・舌裏静脈の怒張あり。
［腹診］心下痞。縦隔への圧迫は胸下部までで呼気が辛い。
［その他］下肢の肌水あり。
［指甲診］左右ほとんどなし。

膈不通・胃気阻滞・肺気宣散不良・陰陽両虚・熱毒造瘤と弁証し，以下を処方しました。
［処方］
(1) 牡蛎20g，天花粉6g，桂皮3g，炮附子3g，姜半夏6g，枳殻3g，白朮12g，白花蛇舌草20g，蚤休9g，蘿藺子9g，馬藺子9g，失笑散1包，炒甘草6g（分3×14日分）
(2) 田七粉3g，刺五加末2g（分2×14日分）

(3) 駆瘤膏ⅡB, Ⅳ, 免疫膏 (各) 1個

　初診のため本来の使用量の3分の2としました。蚤休は草荷車・七葉一枝花ともいい解毒薬です。馬藺子(ばりんし)は疏肝通絡, 薼閭子(あんりょし)は駆瘀利水の効能があり, いずれも肝経に入ります。失笑散1包は蒲黄と五霊脂各7.5gです。(この頃は酸棗仁湯の配慮を行っていませんでした)

### 治療経過

　9月1日受診 (第7診), 食欲正常ですが軟便気味。6日に搔爬を予定しています (後日, この結果は異常なしと判明しました)。

[脈診]

|   | 寸 | 関 | 尺 |
|---|---|---|---|
| 右 | 細滑 | 細滑 | 細滑, 長 |
| 左 | 細滑 | 沈細滑 | 沈細滑, 長 |

[舌診] 舌質やや淡暗・舌苔白薄膩・舌裏静脈の怒張あり。

[処方]

(1) 人参9g, 山薬15g, 乾地黄15g, 炒補骨脂9g, 赤石脂12g, 土炒白朮15g, 炮附子4.5g, 紫霊芝9g, 白花蛇舌草30g, 蚤休30g, 失笑散1包, 焦山楂12g, 炒甘草4.5g (分3×12日分)
(2) 田七粉3g, 刺五加末2g (分2×12日分)
(3) 四神丸*5粒 (分1×7日分)

　　＊四神丸: 肉豆蔲・補骨脂・五味子・呉茱萸・生姜・大棗の混合丸薬

　以後, ときどき細胞診と搔爬による生検を行い, 2007年11月19日にCA19-9 71U/mLに上昇しましたが, その後変動しながらも低下。ホルモン治療は断続的に継続していました。

　2009年10月3日受診 (第57診), 温裏強調法に変更しました。

［処方］
(1) 人参9g，葛根15g，熟・乾地黄（各）15g，菟絲子15g，巴戟天15g，炮附子19.5g，七洗い呉茱萸15g，紫霊芝9g，菝葜30g，莪朮30g，粉防已9g，茯苓15g，知母9g，縮砂3g（分3×14日分）
(2) 田七粉3g，蛭桂散2g（分2×14日分）

　その後，順調に経過し，2010年3月31日にはCA19-9 29U/mL，CA125 17U/mLでした。
　2010年4月9日に全面搔爬した結果，異常なく，1カ月後から不妊治療を開始予定しました。4月17日（第70診）の現症と妊娠に向けての処方は以下の通りです。

［脈診］

|   | 寸 | 関 | 尺 |
|---|---|---|---|
| 右 | 沈滑細 | 沈滑 | 沈細滑，長 |
| 左 | 沈滑細 | 沈細 | 沈滑細，長 |

［舌診］舌質やや暗・舌苔白膩・舌裏静脈の怒張あり。

［処方］
(1) 当帰15g，川芎9g，熟地黄30g，菟絲子15g，赤芍12g，七洗い呉茱萸15g，炮附子18g，菝葜30g，石見穿30g，桂皮4.5g，紫霊芝9g，縮砂6g（分3×14日分）
(2) 田七粉3g，蛭桂散2g（分2×14日分）

　2012年3月2日受診（第135診：最終診）

［脈診］

|   | 寸 | 関 | 尺 |
|---|---|---|---|
| 右 | 沈滑細 | 沈滑細 | 沈細滑 |
| 左 | 沈細滑 | 沈細滑 | 沈細滑 |

［舌診］舌質暗・舌苔白薄膩・舌裏静脈の怒張あり。

［処方］
(1) 女貞子15g，旱蓮草9g，杜仲9g，人参9g，葛根15g，半夏9g，陳皮3g，茯苓15g，乾生姜6g，七洗い呉茱萸15g，大棗9g，炮附子8g，烏頭8g，菝葜30g，石見穿30g，紫霊芝9g，炒甘草4.5g（分3×14日分）
(2) 田七粉3g（分2×14日分）

〈コメント〉

体がんであるため瘀血に対する配慮は必要で，煎薬とともに散薬でも対応しています．時々細胞診を行い，異型細胞がみられた場合は搔爬を行っており，最終診後は夫の仕事の都合で海外赴任となりました．

# 第7章

# 前立腺がん

## 概況

前立腺も肝の経絡との関わりが強いため，疏肝理気と温肝に留意します。高齢者の増加とともに前立腺がんの発生は多くなっており，それも骨転移などがきっかけで見つかることが多いようです。加齢とともに排尿の異常は増加しますが，単なる増殖症ではなく，がんも配慮するべきです。

前立腺がんの教科書な弁証論治は以下の通りです。

| 弁証型 | 主症状 | 代表処方 |
|---|---|---|
| 1. 湿熱蘊結 | 頻尿・排尿痛・排尿困難・腰背酸痛 | 八正散加減 |
| 2. 瘀血凝滞 | 排尿困難・腰背疼痛 | 膈下逐瘀湯加減 |
| 3. 腎気虧虚 | 小便不通あるいは少量滴下・両下肢浮腫・腰膝冷で無力 | 八味地黄湯加減 |

八正散（『和剤局方』）：瞿麦・萹蓄・車前子・木通・滑石・炙甘草・山梔子・製大黄

膈下逐瘀湯（『医林改錯』）：五霊脂・川芎・牡丹皮・赤芍・烏薬・延胡索・甘草・当帰・桃仁・紅花・香附子・枳殻

八味地黄湯＝八味地黄丸（『金匱要略』）：熟地黄・山薬・山茱萸・沢瀉・茯苓・牡丹皮・桂枝・附子

各論

### KEYとなる処方——「前立腺C方」

泌尿器系がんに用いられる竜葵(りゅうき)は寒性ですから，炮附子や烏頭といった温裏薬をうまく併用することが必要です。基本の組み合わせは「前立腺C方」です。

「前立腺C方」の組成は次の通りです。

竜葵（もしくは石見穿）30 g ＋劉寄奴 15 g ＋八月札 12 g ＋王不留行 9 g

竜葵：竜葵の全草。苦，寒。清熱解毒・活血消腫。療瘡・癰腫・丹毒・跌打扭傷を主治。
劉寄奴：奇蒿の帯花全草。辛微苦，温。破瘀通経・止血消腫・消食化積。経閉・通経・癥瘕・金創出血・便血・尿血・癰瘡腫毒を主治。
王不留行：麦藍菜の種子。苦，平。活血通経・下乳消癰。婦女経行腹痛・乳汁不通・乳癰・癰腫を主治。
八月札：木通の成熟果実。微苦，平。疏肝和胃・活血止痛・軟堅消結・利小便。

### 症例1　前立腺がん（ステージⅣ）・糖尿病

62歳，男性。2006年9月22日初診。2000年頃，会社でストレスが多く，HbA$_{1c}$は，以前は6.8%でしたが，最近は5.8%。2005年の夏から後頸部痛が始まり，整形外科にてPSA 69.88ng/mLと指摘され，10月12日に某病院を受診しました。右前立腺腫瘍と頸椎転移を指摘され，生検の結果，低分化腺がんより中分化のほうが多少多い（Mod. ＞ Poor Adeno.Ca.）という診断を受けました。10月20日から頸椎に外照射（総線量51Gy）を開始し，さらに11月7日からステロイド・パルス療法（注射とカソデックス®内服）を開始しました。前立腺への治療はホル

モン療法のみでした。その後，PSA値が一次下降しましたが（11月7日 12.55ng/mL → 12月1日 1.607ng/mL），その後 2008 年 1 月から再上昇しています。

初診時の所見および処方は以下の通りです。
［脈診］

|   | 寸 | 関 | 尺 |
|---|---|---|---|
| 右 | 滑有力 | 滑 | 滑有力，長 |
| 左 | 滑有力　按細 | 滑有力 | 滑有力，長 |

［舌診］舌質やや淡胖大・舌苔白膩・舌裏の静脈の怒張あり。
［指甲診］左 4 本（淡）・右 3 本（淡）。
［処方］
(1) 牡蛎 15 g，天花粉 6 g，桂皮 3 g，修治附子 4.5 g，柴胡 6 g，赤芍 6 g，半夏 6 g，乾生姜 3 g，枳殻 4.5 g，白朮 9 g，石葦 20 g，劉寄奴 9 g，八月札 9 g，王不留行 6 g，霊芝 9 g，炒甘草 4.5 g（分 3 × 14 日分）
(2) 刺五加末 3 g（分 2 × 14 日分）
(3) 駆瘤膏ⅡA，Ⅳ，免疫膏（各）1個

### 治療経過

ここで腫瘤の残存が多い場合に用いる「砕塊方Ⅱ（さいかいほう）」の組み合わせを紹介しておきましょう。本方は，原発・転移巣によらず，すべてのがんで腫瘤塊の残存をみる場合に各種がんの基本処方に加えて用います。

「砕塊方Ⅱ」は腫瘤を砕く働きがある「砕塊方」（2006 年にはじめて組み合わせを作り，機会あるごとに処方内容を変化させ，現在は次の内容に落ち着いています。皂角刺炭 3 g，山慈姑 4.5 g，海藻 15 g，土貝母 9 g，天葵子 4.5 g，水紅花子 6 g，海蛤粉 15 g を 1 包とする）をもとに，私が独自に加方した処方で次のような構成になっています。

各論

　牡蛎20g（または土鼈甲），玄参10g，夏枯草6g，連翹8g，鶏内金4gの基本構成に，砕塊方1包を組み合わせます。

［2008年11月28日の処方］
(1) 人参9g，黄耆15g，生地黄15g，砕塊方Ⅱ1包，前立腺C方1包，炮附子3g，烏頭1g，霊芝9g，炒甘草4.5g（分3×14日分）
(2) 蛭桂散1g，田七粉3g（分2×14日分）

　本症例では，砕塊方Ⅱを組み合わせたことでPSA値は再下降をみました。
　2010年の年末をもって来院しなくなり終了しています。

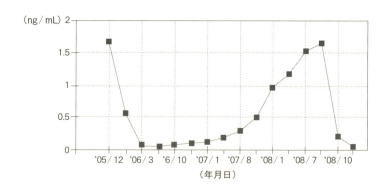

症例1　PSA推移

〈コメント〉

　この症例のように，なかなか腫瘤が小さくならず困った場合には，砕塊方Ⅱの組み合わせを配慮するとよいと思われます。

## 症例2　前立腺がん（ステージⅣ）

　60歳，男性，171cm，59kg。2008年1月21日初診。2007年12月6日，某病院で前立腺から針生検を行い，2月10日にがん細胞が見つかり，リンパ節転移がありました。PSA 7.73ng/mL，$HbA_{1c}$ 6.1％，空腹時血糖値153mg/dL。西洋医からは前立腺がんのほか，糖尿病の診断を受けています。また胆石・帯状疱疹の既往歴があります。

　初診時の所見は以下の通りです。
［現症］不眠・不安（恐怖）・飲酒は毎日（ビールから始めてなんでも），喫茶も多め。
［脈診］

|   | 寸 | 関 | 尺 |
|---|---|---|---|
| 右 | 滑　按細 | 滑有力 | 滑有力，長 |
| 左 | 滑やや弦 | 滑弦 | 滑やや弦，長 |

［舌診］舌質淡暗・舌苔白根膩，前紅・舌裏の静脈の怒張あり。
［指甲診］左右ともに5本（大）。
［腹診］軽い心下痞のみ。

　肝鬱造瘤・陽虚血瘀と弁証し，疏肝駆瘀・温陽解毒を治法として，以下を処方しました。
［処方］
(1) 牡蛎15g，天花粉6g，通関散＊12g，炮附子4.5g，姜半夏6g，枳殻4.5g，白朮9g，竜葵20g，白毛藤20g，八月札9g，丹参9g，玄参9g，鶏内金6g，霊芝9g，炒甘草4.5g（分3×14日分）
(2) 田七末3g，刺五加末2g（分2×14日分）
(3) 駆瘤膏ⅡA，Ⅳ，免疫膏（各）1個
　　＊通関散：桂皮末＋知母末＋黄柏末

初診時の規定に従い，薬量は通常量の3分の2です。膈の気滞を通し，全身の気の流れを改善させることを主眼におき，解毒薬によってがんに対応しています。

### 治療経過

2月1日（電話再診），身体が温かい。
[処方]
(1) 牡蛎15g，葛根15g，通関散15g，炮附子3g，烏頭1g，姜半夏9g，枳殻6g，白朮15g，竜葵30g，白毛藤30g，八月札12g，丹参15g，玄参9g，鶏内金6g，霊芝9g，炒甘草4.5g（分3×14日分）
(2) 田七末3g，刺五加末2g（分2×14日分）
薬量は規定値に増加しました。葛根＋丹参，玄参＋朮は糖尿病への対応です。

3月3日，治療病院を基幹の大学病院に変更。相談の結果，腹腔鏡下の前立腺全摘術を行うことに決定し，5月連休明けに実施することになりました。

4月25日（第8診），体調がよく，MRIで腫瘍縮小し判読不能状態となりました。
[脈診]

|   | 寸 | 関 | 尺 |
|---|---|---|---|
| 右 | 滑 | 滑弦 | 滑，長 |
| 左 | 滑 | 滑弦 | 滑やや弦，長 |

[舌診] 舌質やや暗・舌苔白滑・舌裏の静脈の怒張あり。
[処方]
(1) 竜骨30g，牡蛎30g，赤芍12g，醋黄芩9g，枳実6g，白朮15g，

通関散 15g，竜葵 30g，劉寄奴 15g，八月札 12g，王不留行 9g，炮附子 3g，烏頭 2g，霊芝 9g，炒甘草 4.5g（分 3×14 日分）
(2) 田七末 3g，刺五加末 2g（分 2×14 日分）
(3) 駆瘤膏ⅡA，Ⅳ，免疫膏（各）1 個

　竜骨・牡蛎で重鎮安神しながら，四逆散加減を用いました。附子・烏頭と組み合わせることで温潜法の方意になり，引火帰源できます。竜葵・劉寄奴・八月札・王不留行は前立腺疾患の基本的な組み合わせです。

　5月23日（電話による第10診），予定通り5月12日に手術を行い，22日に退院しましたが，尿漏れがあるといいます。
［処方］
(1) 乾地黄 15g，山茱萸 9g，山薬 9g，牡丹皮 9g，茯苓 9g，沢瀉 9g，桂皮 4.5g，炮附子 4.5g，烏頭 1g，竜葵 30g，劉寄奴 15g，八月札 12g，王不留行 9g，霊芝 9g，七洗い呉茱萸 15g，縮尿散 20g（包），炒甘草 4.5g（分 3×14 日分）
(2) 田七末 3g，刺五加末 2g（分 2×14 日分）

　七洗い呉茱萸については113頁を参照。脾・肝・腎の三陰経を温める力が強く，ここでは八味地黄湯加減と組み合わせています。縮尿散は胡桃肉・桑螵蛸・覆盆子・益智仁・金桜子・芡実・山薬・鹿角膠各9gを組み合わせたもので，夜間頻尿などに対応しています。

　2008年6月10日（電話による第11診），今月に入ってから尿漏れ減少。
［処方］
(1) (2) 同前（14 日分）
(3) 駆瘤膏ⅡA，Ⅳ，免疫膏（各）1 個

〈コメント〉

　本症例は 2013 年 5 月 27 日まで順調に経過しており，その時点で PSA 値は 0.08ng/mL でしたが，以後来院していません。

　ただ，2011 年 3 月 5 日以後，約半年間来院せず，9 月 9 日に受診した際に，悪性リンパ腫の診断を受け，9 月 23 日に入院して点滴で抗がん剤治療を行うということでした。そして，当院の処方も前立腺がんに対するものから悪性リンパ腫に対応するものに変えて行いました。

[2011 年 9 月 9 日の処方]
(1) 牡蛎 30g，紫石英 30g，姜半夏 9g，沙葶藶子 15g，枳殻 6g，沙酸棗仁 24g，茯神 15g，川芎 9g，知母 9g，蒼朮 12g，麻黄 3g，炮附子 3g，烏頭 1g，蚤休 30g，白花蛇舌草 30g，鶏内金 6g，炒甘草 4.5g（分 2 × 15 日分）
(2) 田七粉 3g（分 2 × 15 日分）

　以後，2013 年 5 月 27 日の最終受診時まで，前立腺ではなく，悪性リンパ腫に対応する処方を継続しました。

# 第8章

# 肝臓がん

## 概況

　肝臓がんで当院を受診した患者は30名ですが，初回治療後に再発してから，しかも腹水が溜まったりして黄疸が出てから受診する重篤な患者が多く，予後はけっしてよくありません。再発を繰り返し，肝動脈を介して直接がん組織にアルコールや抗がん剤を注入するなどしてから受診した場合でも，QOLの改善に役立つことは多いものの，進行し腹水が増加するなどのために，十分な効果を現せない場合も多く，やはり基本は早期発見に尽きるといえます。

　肝臓が血液のプールともいえる臓器である関係から想像できるように，肝臓がんは瘀血と密接な関係があります。したがって治療には瘀血を中心として気や津液の流れの改善を重視して行います。なお，しばしば他の臓器のがんが肝臓や肝内胆管に転移しますが，その場合は原発部位のがんの性質に従って治療をしますので，肝臓にがんがみられても必ずしも瘀血をターゲットにするとは限りません。

　肝臓がんの治療といえば，インターフェロンを連想する方も多いと思われますので，ここでインターフェロンについての考えを述べておきましょう。少しずつ肝炎のなかでもインターフェロンが有効なものとそうでないものとの鑑別が遺伝子検査でつくようになってきていますが，少なくとも無効であった症例では，従来いわれている肝炎（B型，C型）

から肝硬変を経て肝がんに移行する速度がいっそう速まることは確かなようです。将来インターフェロン療法の適応が限定されてくるでしょうが，現在のように「肝炎に対する有効な治療法がないので，インターフェロンを使いましょう」というような安易な発想で本療法を行うことは好ましくないといえます。

　一方で肝炎に対する漢方療法は，小柴胡湯などの柴胡剤のみを用いることに拘るような治療法でなければ，非常に有効であり，肝炎から肝硬変，さらに肝がんへの移行を防止する意味からも，今後積極的に検討されるべきと思います。特に抗がん作用を持つ生薬として汎用される白花蛇舌草と石見穿は肝炎の炎症を除き，GOTやGPTなどの検査値を低下させる働きも併せて持っているので，正しい診断（弁証）にもとづいた基本処方に，これらの生薬を加味する方法は有用です。

　肝臓は全身の静脈血が集まり血液を浄化する場所でもあり，肝臓に作用するといわれている生薬の数は多いです。先ほども述べたように，肝がんも瘀血が病因として重要視されているタイプのがんですので，駆瘀血薬を中心として用薬することになりますが，あくまでもどの薬を用いるかの基本は，四診にもとづく弁証によることは他の臓器と同じです。

　経絡のうえからみると，肝臓自体は肝経・胆経・脾経・胃経・任脈など多くの経絡の通り道に位置しますので，ストレスを背景とする気の滞りや飲食による不摂生などと密接な関連を持つことになります。「気滞れば則ち血も滞る」といわれるように，瘀血は気滞や冷えに起因することが多く，冷飲食をしない・身体をクーラーなどで冷やしすぎない・上手に気晴らしをするなどの日常の養生が大切です。

　いっぽう黄疸を主症状とする場合も，津液の滞りである痰飲・湿邪が長期間溜まっていたために化熱し，「痰熱」「湿熱」と呼ばれる邪が溜まっているケースが多いので，上手な気晴らしとともに，飲食の節制（冷飲・多飲の禁止）を厳しく守る必要があります。

　季肋部や側腹部の痛みは気滞や瘀血によるもので，脹満感を伴う場合

は気滞により，刺痛が主ならば瘀血によると区別できます。この自覚症状の改善は比較的容易で，むしろ比較的改善が難しいといわれる倦怠感でも1～2カ月の服薬でかなり改善します。

腹水が溜まるのは末期で厳しい状況にあるといえますが，甘遂・芫花・商陸など内服では作用・副作用ともに強くて使用が難しい生薬を，当院では粉末にして軟膏剤（逐水膏・消膨脹膏）として繰り返し臍（神闕というツボ）に塗ることで，副作用もなく，腹水を除くことに効果を上げています。

以下に，教科書的な肝臓がんの弁証論治を示します。

| 弁証型 | 主症状 | 代表処方 |
| --- | --- | --- |
| 1．気滞血瘀 | 固定した脇腹部の硬結・疼痛・食欲不振・淡あるいは暗紅舌・あるいは辺縁に瘀斑・薄白あるいは黄苔・弦脈 | 四逆散＋大黄䗪虫丸加減 |
| 2．肝瘀脾虚 | 上腹部の腫れ・脹痛あるいは刺痛・食欲不振・息切れ・脱力・大便不爽・痩せ・紫暗舌・あるいは瘀点瘀斑・薄苔・沈細あるいは渋脈 | 肝復方加減 |
| 3．湿熱結毒 | 黄疸・両脇部の脹痛・口苦・食欲不振・悪心・大便不爽・小便短赤・黄膩苔・弦滑脈 | 茵陳蒿湯加減 |
| 4．脾虚湿困 | 腹が大きく脹満・身体が重く疲れやすい・食欲不振・軟便下痢・下肢浮腫・淡胖舌・白膩苔・弦滑あるいは濡脈 | 四君子湯＋五皮飲加減 |
| 5．肝腎陰虚 | 上腹部の腫結・脇肋部の鈍痛・食欲不振・痩せ・微熱・盗汗・眩暈・大便乾結・紅苔光舌・弦細脈 | 一貫煎加減 |

四逆散（『傷寒論』）：炙甘草・枳実・柴胡・白芍

各論

大黄䗪虫丸（『金匱要略』）：大黄・黄芩・甘草・桃仁・杏仁・白芍・生地黄・乾漆・虻虫・水蛭・蠐螬・䗪虫
肝復方（出典不明）：党参・黄耆・白朮・茯苓・晋附子・柴胡・沈香末（冲服）・陳皮・穿山甲・桃仁・丹参・蘇木・牡蛎・全蝎・蚤休
茵蔯蒿湯（『傷寒論』）：茵蔯蒿・山梔子・大黄
四君子湯（『和剤局方』）：人参・白朮・茯苓・大棗・甘草・乾生姜
五皮飲（『三因極一病証方論』）：生姜皮・桑白皮・陳皮・大腹皮・茯苓皮
一貫煎（『柳州医話』）：沙参・麦門冬・当帰・生地黄・枸杞子・川棟子

## KEYとなる生薬──白花蛇舌草＋石見穿

石見穿(せきけんせん)はシソ科 *Salvia chinensis* Benth. の全草で，味は苦辛で微寒。肝・脾に帰経し，活血止痛の働きがあります。血清肝炎やアルコール性肝炎にも有効で，肝硬変やがん化への進行を抑える働きがあります。白花蛇舌草は102頁を参照。

### 症例1　肝がん（ステージⅣ）

63歳，男姓，167cm，69kg。2007年3月23日初診。2004年4月20日，入院後の肝生検で原発性肝がんの告知を受け，5月にラジオ波で腫瘍4個を焼灼しました。8月に再発し再びラジオ波で焼灼。12月に再発し肝移植の勧告を受けました。2005年4月13日，北京の某病院で肝移植を受け，免疫抑制剤を服用。2006年1月5日に再発。5月にはCTで腫瘍多発状態と告知され，T医大に転院しました。MRI・エコーで15～6個の腫瘍で，TS-1の内服を開始しました。9月にK大学附属病院で大量化学療法を受け腫瘍はなくなりました。2007年1月に再発し，4月に再び化学療法を受ける予定となり，3月に当院を受診しました。

初診時の所見は以下の通りです。

[脈診]

|   | 寸 | 関 | 尺 |
|---|---|---|---|
| 右 | 滑　按微 | 滑有力　按細 | 滑，長 |
| 左 | 滑　按細 | 滑やや弦　按細 | 滑　按微，長 |

[舌診] 舌質淡暗・舌苔白根膩・舌裏の静脈の怒張あり。

　肝鬱食滞・裏寒血瘀と弁証し，以下を処方しました。

[処方]
(1) 牡蛎15g，天花粉6g，桂皮3g，炮附子3g，半夏6g，乾生姜3g，柴胡6g，赤芍6g，枳殻3g，白朮9g，白花蛇舌草20g，石見穿20g，炒甘草6g（分2×8日分）
(2) 刺五加末2g，田七末2g（分2×8日分）
　　＊薬量は本来の3分の2量から開始。
(3) 駆瘤膏ⅡB，Ⅳ，免疫膏（各）1個
　　＊軟膏は行間・内関・外関・中渚穴に塗布。

## 治療経過

　4月5日，K大学附属病院で全身麻酔下に高濃度化学療法を行いました。この間，漢方薬服用は中止しており，4月23日より漢方を服薬開始しました。

　5月1日受診。肝腫瘍は壊死し，一時悪化していた白血球も回復しています。

[脈診]

|   | 寸 | 関 | 尺 |
|---|---|---|---|
| 右 | 滑　按細 | 滑　按細 | 滑　按細，長 |
| 左 | 滑　按微 | 滑　按微 | 滑　按微，長 |

［舌診］舌質暗・舌苔白膩淡黄・舌裏の静脈の怒張あり。
［処方］
(1) 人参20g，葛根15g，熟地黄15g，製首烏15g，菟絲子12g，杜仲9g，炮附子4.5g，白花蛇舌草30g，石見穿30g，霊芝9g，焦山楂12g，血府逐瘀散*50g（分2×14日分）

> *血府逐瘀散：当帰9g，乾地黄9g，桃仁12g，紅花9g，枳殻6g，赤芍6g，柴胡3g，桔梗4.5g，川芎4.5g，川牛膝9g，甘草6gの混合比。

(2) 刺五加末2g，田七末3g（分2×14日分）
(3) 駆瘤膏ⅡB，旧鎮痛膏（各）1個

8月29日受診。5月より体調が良い状態が持続しています。
［脈診］

|   | 寸 | 関 | 尺 |
|---|---|---|---|
| 右 | 滑 | 滑 | 滑，長 |
| 左 | 滑 | 滑 | 滑，長 |

［舌診］舌質やや淡暗・舌苔白薄膩・舌裏の静脈の怒張あり。
［処方］
(1) 砕塊方Ⅱ，炮附子4.5g，人参20g，丹参15g，製首烏12g，菟絲子12g，霊芝9g，血府逐瘀散50g（分3×21日分）
(2) 刺五加末2g，田七末3g（分2×21日分）
(3) 駆瘤膏ⅡB　1個

その後，再び腫瘤が増大し，塞栓術なども行い，また再度肝移植も考慮していましたが，2008年5月21日の処方を最終として，その後連絡が入っていません。

## 症例2　肝がん（ステージⅢ）

　70歳，男姓，168cm，56kg（2～3カ月前は63kg）。2001年4月26日初診。1963年5月1日，十二指腸潰瘍で開腹手術を行った際に輸血を行い，1983年頃にC型肝炎の診断を受けました。インターフェロン8本注射し，副作用のため中断。1998年9月13日，K大学病院で肝臓がんを切除。1999年9月30日，内視鏡下で胃粘膜を切除し，高分化型胃腺がんと判明しました。2001年2月5日，血管造影によって肝臓がんの再発を確認。2月27日に塞栓術を行い，まだがんが1個残っているため，5月末に塞栓術を行う予定で，以後は3カ月ごとに実施予定という段階で，当院を受診しました。

　初診時の所見は以下の通りです。
［脈診］

|   | 寸 | 関 | 尺 |
|---|---|---|---|
| 右 | 滑　按細 | 沈滑 | 沈滑細弦，長 |
| 左 | 滑　按細 | 滑　按細 | 滑　按細，長 |

［舌診］舌質暗紅・舌苔汚黄苔・舌裏の静脈の怒張あり。

　湿熱結毒・裏寒血瘀と弁証し，以下を処方しました。
［処方］
(1) 牡蛎20g，天花粉9g，桂枝9g，修治附子4.5g，半夏9g，乾生姜6g，枳殻6g，白朮9g，黄連1.5g，茯苓9g，三稜9g，莪朮9g，延胡索6g，白花蛇舌草30g，半枝蓮30g，鶏内金6g，炒甘草6g（分2×14日分）
(2) 駆瘤膏ⅡA（胃がん用：右足三里，両内庭穴），ⅡB，Ⅳ，免疫膏（各）1個

各論

　この頃はまだ半枝蓮を組み合わせることが多かったです。その後予定されていた塞栓術も延期し，6月12日に撮ったCTで以前あった肝腫瘍が消失していました。

　6月18日受診。
[脈診]

|   | 寸 | 関 | 尺 |
|---|---|---|---|
| 右 | 滑 | 滑細 | 滑細，長 |
| 左 | 滑有力 | 滑有力 | 滑，長 |

[舌診] 舌質やや暗・舌苔白・舌裏の静脈の怒張あり。
[処方]
(1) 人参9g，熟地黄15g，修治附子4.5g，桂枝9g，半夏9g，乾生姜6g，枳殻6g，白朮12g，三稜9g，莪朮9g，延胡索6g，白花蛇舌草30g，半枝蓮30g，鶏内金6g，縮砂3g，炒甘草3g（分3×14日分）
(2) 三虫炭1.0g，蜘蛛炭0.5g，䗪虫炭0.5g，蛭桂散0.5g（分2×14日分）
(3) 駆瘤膏ⅡA，ⅡB，Ⅳ，免疫膏（各）1個

　3月の肝CTと胃カメラはともに異常ありませんでした。
　2002年4月23日受診。
[脈診]

|   | 寸 | 関 | 尺 |
|---|---|---|---|
| 右 | 滑　按細 | 滑大 | 滑，長 |
| 左 | 滑弦 | 滑弦大 | 滑弦，長 |

[舌診] 舌質暗・舌苔白・舌裏の静脈の怒張あり。
[処方]
(1) 桃仁9g，紅花6g，熟地黄15g，当帰9g，川芎6g，赤芍9g，

半夏9g,乾生姜6g,枳殻6g,白朮15g,延胡索6g,修治附子4.5g,鶏内金6g,白花蛇舌草30g,板藍根30g,炒甘草3g(分3×30日分)
(2) 三虫炭1.0g,蜘蛛炭0.5g,䗪虫炭0.5g,蛭桂散0.5g(分2×30日分)
(3) 五味子末2g(分2×30日分)

その後,肝機能が悪化する時期もありましたが,2003年には安定し,AFP値も正常になっていました。
2003年9月29日受診。
[脈診]

|   | 寸 | 関 | 尺 |
| --- | --- | --- | --- |
| 右 | 滑 | 滑 | 滑,長 |
| 左 | 滑有力　按細 | 滑やや弦 | 滑細,長 |

[舌診] 舌質暗・舌苔白中黒・舌裏の静脈の怒張あり。

[処方]
(1) 人参9g,葛根15g,当帰15g,製首烏12g,菟絲子15g,桂皮4.5g,修治附子6g,枳殻6g,白朮15g,炒薏苡仁20g,白花蛇舌草30g,板藍根30g,炒甘草3g(分3×30日)
(2) 全虫炭1.5g,䗪虫炭0.5g,蛭桂散0.5g(分2×30日分)
(3) 五味子末2g(分2×30日分)

その後も血液検査は安定状態が持続していましたが,2007年春に肝機能・AFP値ともに悪化。6月12日,10月10日に塞栓術を施行し,その後,倦怠感が持続しています。

2007年11月19日受診。
[脈診]

|   | 寸 | 関 | 尺 |
|---|---|---|---|
| 右 | 滑有力 | 滑 | 滑, 長 |
| 左 | 滑 | 滑 | 滑, 長 |

［舌診］舌質暗・舌苔白膩・舌裏の静脈の怒張あり。

［処方］砕塊方Ⅱ，製首烏 12 g，菟絲子 12 g，乾地黄 15 g，鶏内金 6 g，失笑散 1 包，白花蛇舌草 30 g，石見穿 30 g，炮附子 3 g，烏頭 1.5 g，霊芝 9 g，炒甘草 3 g（分 3 × 14 日分）

　年内は体調が良かったのですが，年始に電話連絡が入り，AFP 2,660 ng/mL になり，その日に入院し化学療法を予定しているとのことで，以後連絡がありません。

# 第9章

# 膵臓がん

## 概況

　膵臓がんは自覚症状の現れるのが遅く，発見がどうしても手遅れになりがちなため，進行状態で発見され，はじめから積極的な治療は不可能だと宣告される事例が多いようです。

　膵臓がんの最も重要な危険因子は喫煙といわれますが，タバコのnitrosamineが原因とされています。

　腹痛・食欲不振・体重減少などがよくみられる初発症状ですが，時には悪液質・腹部腫瘤の触知・黄疸・腹水など厳しい状況のなかで受診する患者も多く，すでに肝臓や肺への転移が存在している場合もあります。

　これまで膵臓がんで当院を受診した患者は10名ですが，全員ステージⅢ，Ⅳであり，予後が不明の方もおられますが，状況から考えて全員亡くなられているものと思われます。

　以下に，教科書的な膵臓がんの弁証論治を示します。

| 弁証型 | 主症状 | 代表処方 |
|---|---|---|
| 1．湿濁阻遏 | 胸脘痞悶・頭重倦怠・悪心・食欲不振・腹部の軽い痛み・黄疸・大便軟・淡舌・白膩苔・沈細あるいは沈遅脈 | 茵蔯五苓散加減 |

各論

| | | |
|---|---|---|
| 2．気血瘀滞 | 脘腹脹満・悪心嘔吐・固定部位の持続的な上腹部の疼痛・顔色の悪化・痩せ・青紫舌あるいは瘀斑・薄苔・弦細あるいは渋脈 | 膈下逐瘀湯加減 |
| 3．肝鬱蘊熱 | 脘脇脹満・腹痛拒按・黄疸・食欲不振・悪心・煩躁・易怒・発熱・小便黄赤・便秘・紅燥舌・黄厚膩苔・弦数あるいは滑数脈 | 柴胡疏肝散加減 |
| 4．気血毀損 | 腹脹隠痛・食欲不振・倦怠・痩せ・黄疸・淡舌あるいは瘀点・薄白苔・沈細脈 | 十全大補湯加減 |

茵蔯五苓散（『金匱要略』）：茵蔯蒿・沢瀉・猪苓・白朮・茯苓・桂枝
膈下逐瘀湯（『医林改錯』）：五霊脂・川芎・牡丹皮・赤芍・烏薬・延胡索・甘草・当帰・桃仁・紅花・香附子・枳殻
柴胡疏肝散（『景岳全書』）：柴胡・陳皮・川芎・香附子・枳殻・白芍・炙甘草
十全大補湯（『和剤局方』）：人参・白朮・茯苓・熟地黄・当帰・白芍・川芎・炙甘草・生姜・大棗・桂枝・黄耆

### KEYとなる生薬——白毛藤＋菝葜

菝葜（ばっけい）はユリ科サルトリイバラ *Smilax china* L. の根茎で，甘く温性であり，清熱解毒，風湿を去り，腫毒を消し，利尿作用もあります。子宮筋腫・子宮がん・卵巣がんにも用います。

### 症例　膵臓がん（ステージⅣ）

73歳，女性，145cm，40kg。2013年7月26日初診。2013年2月，某市民病院でCTの結果，膵臓腫瘍を指摘され，3月28日にG病院を受診しました。CA19-9の急激な増加（2,535 U/mL，4月15日には4,050 U/mLへ）があり，肝臓への転移を告知されました。化学療法によって汎血球

低下を認め，輸血を勧告されました。背痛を主訴に当院を受診しました。

　初診時の所見は以下の通りです。
［脈診］

|   | 寸 | 関 | 尺 |
|---|---|---|---|
| 右 | 沈滑 | 沈滑 | 沈滑，長 |
| 左 | 沈滑 | 沈滑 | 沈滑細，長 |

［舌診］舌質淡暗・舌苔白・舌裏の静脈の怒張あり。

［処方］
(1) 牡蛎30g，天花粉9g，姜半夏9g，枳殻6g，蒼朮9g，桂皮4.5g，赤芍12g，知母9g，威霊仙15g，淫羊藿15g，炮附子9g，菝葜30g，白毛藤30g，霊芝9g，炒甘草4.5g（分2×14日分）
(2) 田七粉3g，刺五加末2g（分2×14日分）

　8月6日に化学療法を行いました。背痛が辛い。8月20日に化学療法の中止を希望し認められ，その後体調は良好になりました。しかし9月末頃より食欲不振となっています。
　9月20日受診。食欲不振。
［脈診］

|   | 寸 | 関 | 尺 |
|---|---|---|---|
| 右 | 沈滑 | 沈滑有力 | 沈滑 |
| 左 | 沈滑 | 沈滑 | 沈滑 |

［舌診］舌質淡・舌苔白・舌裏の静脈の怒張あり。

［処方］
(1) 人参9g，黄耆15g，当帰6g，柴胡6g，升麻3g，大棗9g，姜半夏9g，霊芝9g，炮附子6g，烏頭3g，菝葜30g，白毛藤30g，焦山楂12g，炒甘草4.5g（分2×14日分）
(2) 田七粉3g，刺五加末2g（分2×14日分）

各論

　立ちくらみや汎血球低下で不調。10月22日入院の連絡が入りその後受診していません。

# 第10章

# 腎臓がん

## 概況

　腎臓がんは瘀血型に属するがんですので，気滞と同時に瘀血を除くことが治療の眼目になります。とはいっても，あくまでも四診にもとづいた診断（弁証）に則り，処方を組みますので，弁証に際して気滞や瘀血のことを配慮するという意味になります。

　腎臓がんで当院を受診した患者は19名です。そのうち半年以上服薬が可能であった症例3名は全例現在も元気で経過観察中です。3名はいずれもインターフェロンの注射を手術後に受けており，うち1名は効果がなくすぐに止めています。欧米の専門書によれば，20～30％の縮小効果が発表されていますが，延命効果はないと記されています。

　以下に，教科書的な腎臓がんの弁証論治を示します。

| 弁証型 | 主症状 | 代表処方 |
|---|---|---|
| 1. 湿熱瘀毒 | 血尿が止まらない・激しい腰痛・腹部あるいは腰部の日々増大する腫瘍・発熱・口渇・食欲不振・悪心嘔吐・暗紅舌あるいは瘀斑・黄膩苔・滑数あるいは弦滑脈 | 八正散加減 |

各論

| 2. 腎虚湿毒 | 腰酸痛・四肢乏力・疲労感・微熱・小便短赤あるいは血尿・淡紅舌・薄黄膩苔・細滑あるいは沈滑脈 | 左帰丸加減 |
|---|---|---|
| 3. 気血両虚 | 脱力・息切れ・動悸・顔色蒼白で艶がない・痩せ・口渇・微熱・舌に瘀斑・白あるいは黄白苔・沈細数あるいは虚大で数脈 | 八珍湯加減 |

八正散（『和剤局方』）：瞿麦・萹蓄・車前子・木通・滑石・炙甘草・山梔子・製大黄
左帰丸（『景岳全書』）：熟地黄・山茱萸・山薬・枸杞子・鹿角膠・菟絲子・亀板膠・牛膝
八珍湯（『正体類要』）：人参・白朮・茯苓・甘草・熟地黄・当帰・白芍・川芎

## KEYとなる生薬——竜葵

竜葵(りゅうき)はナス科イヌホオズキ Solanum nigrum L. の種子で，味は微苦で，性は寒。泌尿器系・婦人科系の腫瘍によく用いられます。清熱解毒・活血消腫・利尿通淋の作用があります。時に石葦や莪朮も組み合わせます。

## 症例1　腎臓がん（ステージⅣ）

54歳，男性，171cm，61kg。2007年11月13日初診（膵臓がんとして）。本患者は右腎臓がんに対して1999年8月31日より当院で治療を行っていましたが，5年経過に伴い，ここ数年は半年ごとに診察を行ってきていました。そして2007年9月，CTで膵頭部に腫瘍が見つかり，10月にMRI・エコーで膵臓がんの診断を受け，当院でも再治療を開始しました。

初診時の所見は次の通りです。
［脈診］

|   | 寸 | 関 | 尺 |
|---|---|---|---|
| 右 | 滑細 按細 | 沈滑細 | 沈細滑,長 |
| 左 | 滑 按微 | 短 沈細滑 | 沈滑細,長 |

［舌診］舌質淡暗・舌苔白薄膩・舌裏の静脈の怒張あり。

裏寒血瘀，胆気不足と弁証し，以下を処方しました。
［処方］
(1) 牡蛎 20 g，天花粉 9 g，桂皮 4.5 g，炮附子 4.5 g，姜半夏 9 g，枳実 6 g，蒼・白朮（各）9 g，麻黄 4.5 g，菝葜 30 g，石見穿 30 g，霊芝 9 g，失笑散 1 包，炒甘草 4.5 g（分 2 × 14 日分）
(2) 田七粉 3 g，蛭桂散 1 g，刺五加末 2 g（分 2 × 14 日分）

12 月 7 日，某国立病院に入院し，翌日手術を行い無事終了しました。膵臓頭部および尾部に腫瘍は 3 個ありました。核出に近い方法で摘出しました。

2008 年 1 月 9 日受診。満腹すると左上腹痛。膵臓がんでなく腎臓がんの膵臓転移と判明。
［脈診］

|   | 寸 | 関 | 尺 |
|---|---|---|---|
| 右 | 滑細 | 滑細 | 滑細,長 |
| 左 | 滑細 | 滑細 | 沈細（滑） |

［舌診］舌質やや淡・舌苔少滑・舌裏の静脈の怒張あり。
［処方］
(1) 人参 9 g，葛根 15 g，乾地黄 15 g，川楝子 9 g，延胡索 6 g，炮附子 3 g，烏頭 3 g，失笑散 1 包，霊芝 9 g，杜仲 9 g，竜葵 30 g，菝葜 30 g，炒甘草 4.5 g（分 2 × 13 日分）
(2) 田七粉 3 g，蛭桂散 1 g（分 2 × 13 日分）

各論

＊腎臓がんということで清熱薬を変更しました。

7月25日受診。先週，腹部CT・胸部X線・血液検査を受けましたがすべて異常ありませんでした。

［脈診］

|   | 寸 | 関 | 尺 |
|---|---|---|---|
| 右 | 滑 | 滑 | 沈滑細，長 |
| 左 | 滑 | 滑 | 沈滑細，長 |

［舌診］舌質淡暗・舌苔白・舌裏の静脈の怒張あり。

［処方］

(1) 人参9g，葛根15g，山薬15g，乾地黄15g，炮附子4.5g，失笑散1包，霊芝9g，竜葵30g，石葦30g，焦山楂12g，炒甘草4.5g（分2×12日分）

(2) 田七粉3g，蛭桂散1g（分2×12日分）

以後も順調に経過し，9月22日で治療終了としました。

〈コメント〉

ステージⅣの症例を完治できたのは非常にラッキーでした。

## 症例2　腎臓がん（ステージⅠb）

58歳，男性，164cm，68kg。2007年7月14日初診。2005年11月25日，腰背痛のためH病院を受診し，右腎臓がんの診断を受けました。2006年2月23日，右腎臓を摘出。ステージはpT1bN0M0。この頃，気鬱傾向で，仕事復帰後は怒りっぽくなったということです。

初診時の所見は以下の通りです。

[脈診]

|   | 寸 | 関 | 尺 |
|---|---|---|---|
| 右 | 滑 | 沈細滑 | 沈細 |
| 左 | 滑細 | 沈細（滑） | 沈微 |

[舌診] 舌質暗・苔白薄膩，花剝あり。

裏寒血瘀・胆気不足と弁証し，以下を処方しました。

[処方]
(1) 牡蛎15g，天花粉6g，桂皮3g，炮附子3g，姜半夏6g，枳実3g，白朮9g，竜葵20g，石葦20g，霊芝9g，失笑散1包，焦山楂9g，滑石18g，炒甘草3g（分2×14日分）
(2) 田七粉3g，刺五加末2g（分2×14日分）
(3) 駆瘤膏ⅡB，Ⅳ，免疫膏（各）1個

　＊初診のため薬量は通常の3分の2から始めています。この頃は関前の脈を取っていませんでしたが，この脈状からは関前の短脈の存在が十分に示唆され，酸棗仁湯を加味すべきでした。

10月13日受診。5日前に息子が事故死。前日より体調不良で，今朝の体温は37.7度でした。

[脈診]

|   | 寸 | 関 | 尺 |
|---|---|---|---|
| 右 | 滑 | 沈滑 | 沈 |
| 左 | 滑按細 | 短　沈 | 沈 |

[舌診] 舌質やや紅・苔白，花剝あり。

[処方] 竜骨15g，牡蛎20g，柴胡12g，酢炒黄芩9g，姜半夏9g，人参9g，枳実6g，白朮15g，乾地黄15g，炒酸棗仁15g，茯神15g，川芎9g，竜葵30g，石葦30g，霊芝9g，炒甘草4.5g（分3×7日分）

各論

2008年2月23日受診。丸2年経過。仕事が多忙で疲れている。

[脈診]

|   | 寸 | 関 | 尺 |
|---|---|---|---|
| 右 | 滑細 | 滑細 | 沈細（滑） |
| 左 | 滑 | 短　沈細 | 沈微 |

[舌診] 舌質正常・苔白・舌裏の静脈の怒張あり。

[処方]

(1) 人参9g，葛根15g，乾地黄15g，女貞子15g，旱蓮草9g，杜仲9g，炮附子3g，烏頭3g，霊芝9g，竜葵30g，山帰来30g，焦山楂12g，滑石18g，炒甘草3g（分3×14日分）

(2) 田七粉3g，蛭桂散1g（分2×12日分）

以後，特に問題なく経過し，12月30日で治療を終了しました。

〈コメント〉

やはり早期発見が大切だということです。

# 第11章

# 血液系の悪性腫瘍

## 概況

　白血病や悪性リンパ腫が対象になりますが，抗がん剤治療が適応になるため漢方治療を受診する例は必ずしも多くありません。

　以下に，悪性リンパ腫の教科書的な弁証論治を示します。

| 弁証型 | 主症状 | 代表処方 |
| --- | --- | --- |
| 1. 寒痰凝結 | 頸部の腫脹が多い・寒がりで顔色もよくない | 陽和湯加減 |
| 2. 気鬱痰結 | 頸部・腋下・鼠径部のリンパ腺の腫脹，腹痛・食欲不振 | 逍遙散＋二陳湯加減 |
| 3. 血燥毒熱 | 発熱・口渇・心煩・不安・尿黄・大便乾結 | 四物湯＋犀角地黄湯加減 |
| 4. 気血両虚 | 眩暈・動悸・不眠・疲れやすい | 帰脾湯加減 |
| 5. 肝腎陰虚 | 眩暈・五心煩熱・腰膝酸軟・痩せがち | 杞菊地黄湯加減 |

陽和湯（『外科全生集』）：熟地黄・鹿角膠・白芥子・炮姜炭・麻黄・肉桂・生甘草
逍遙散（『和剤局方』）：柴胡・白芍・当帰・白朮・茯苓・生姜・炙甘草・薄荷
二陳湯（『和剤局方』）：製半夏・陳皮・茯苓・炙甘草・生姜
四物湯（『和剤局方』）：当帰・熟地黄・白芍・川芎
犀角地黄湯（『千金方』）：犀角・生地黄・赤芍・牡丹皮

各論

帰脾湯（『校注婦人良方』）：人参・白朮・黄耆・茯苓・竜眼肉・当帰・遠志・酸棗仁・木香・炙甘草
杞菊地黄湯＝杞菊地黄丸（『医級』）：熟地黄・山茱萸・山薬・茯苓・沢瀉・牡丹皮・甘菊花・枸杞子

## KEYとなる生薬──蚤休

蚤休（草荷車・七葉一枝花）30gが基本生薬になります。清熱解毒薬として肝経に入り，肝臓・子宮・乳房，そして血液系疾患・軟部腫瘍の治療に有効です。

さらに人参・熟地黄・丹参などの薬量を大幅に増加することで，急激に血液データの回復をみる可能性もあります（骨髄異形成症候群：MDS症例での経験）。

### 症例1　MDS（骨髄異形成症候群）

62歳，男性。2008年6月10日初診。2008年3月3日，某がんセンターで骨髄穿刺によってMDSの診断を受けました。当院を受診した頃は3週間ごとに赤血球濃厚液400mLの輸血を受けていました。

初診の所見および処方は以下の通りです。

［脈診］

|   | 寸 | 関 | 尺 |
|---|---|---|---|
| 右 | 滑 | 滑 | 滑，長 |
| 左 | 滑　按微 | 滑有力　按微 | 滑　按細，長 |

［舌診］舌質淡・舌苔白膩・舌裏静脈の怒張あり。
［指甲診］左3本（淡）・右4本（淡小）。
［処方］

(1) 牡蛎 15 g，天花粉 6 g，通関散 9 g，炮附子 4.5 g，姜半夏 6 g，枳殻 4.5 g，蒼・白朮（各）6 g，麻黄 3 g，白花蛇舌草 20 g，半枝蓮 20 g，焦山楂 9 g，炒甘草 4.5 g（分 2 × 14 日分）
(2) 田七粉 3 g，刺五加末 2 g（分 2 × 14 日分）
初診のため規定の 3 分の 2 の薬量から始めています。

### 治療経過

2008 年 7 月 10 日：CRP 0.08 mg/dL，WBC 19,000 /μL，RBC 176 万/μL，Hb 5.9 g/dL，PLT 1.4 万/μL

2009 年 2 月頃，輸血間隔は同じですが，輸血前の動悸・息切れが減少。

［2009 年 3 月 17 日の処方］
(1) 人参 20 g，麦門冬 15 g，丹参 30 g，五味子 6 g，乾・熟地黄（各）30 g，炮附子 3 g，烏頭 3 g，通関散 15 g，霊芝 9 g，砂仁 6 g（分 3 × 21 日分）
(2) 田七粉 3 g，刺五加末 2 g（分 2 × 21 日分）

2009 年 7 月 16 日，輸血を行い，以後輸血なしで経過。
2011 年 9 月 30 日の処方から，1 日分の生薬を 2 日で服用するようにしました。
2012 年 2 月 10 日：CRP 0.08mg/dL，WBC 40,000 /μL，RBC 405 万/μL，Hb 13.1 g/dL，PLT 8.2 万/μL

［2013 年 4 月 19 日の処方］
(1) 人参 9 g，葛根 15 g，丹参 15 g，熟地黄 15 g，姜半夏 9 g，枳殻 6 g，蒼・白朮（各）9 g，中麻黄 4.5 g，炮附子 5 g，烏頭 5 g，白花蛇舌草 30 g，石見穿 30 g，縮砂 3 g（分 2 × 14 日分）

(2) 田七粉 2 g（分 2 × 28 日分）

以後，問題ないまま 5 年経過し治療を終了しました。

〈コメント〉

やはり血液系の疾患の治療は難しいのですが，本症例は非常にうまくいきました。

### 症例2　MDS（骨髄異形成症候群）

65歳，男性，身長168cm，体重71kg。2005年9月17日初診。2004年11月，検診で血液異常（RBC 312万/μL，Hb 9.3 g/dL，WBC 6,100/μL，PLT 44.1万/μL）を指摘されました。2005年5月からLDH 243 IU/Lに上昇し，8月中旬から微熱・鼻閉が起こるようになりました。9月9日，某大学病院で骨髄異形成症候群の診断を受け，骨髄穿刺の結果，染色体の異常はないということで，抗がん剤治療は見送り，2週間ごとに輸血を施行しています。

当院初診の主訴は，微熱（朝36℃台，夕方37℃台），夕方に眩暈，発汗過多です。1975年に左足首を複雑骨折し，以後慢性骨髄炎（約15年間）の既往歴があります。

［問診］最近まで毎晩ビール 2 分の 1 本。2 年前まで煙草 40 本（毎日）。
　緑茶を飲む。若年より大便は毎日 3 ～ 4 回（後軟）。
［脈診］

|  | 寸 | 関 | 尺 |
|---|---|---|---|
| 右 | 細滑　按細 | 滑細弦　按細 | 沈細滑，長 |
| 左 | 細滑　按微 | 弦細　按微 | 沈細滑 |

［舌診］舌質暗・舌苔黄薄膩・舌裏静脈の怒張あり。

[指甲診] 左4本（淡大）・右5本（淡大）・第1〜4指に黒線あり。
[腹診] 右に胸脇苦満あり。

　陰陽両虚・気滞湿蘊・血瘀毒盛と弁証し，利気祛湿・解毒温陽を治法として以下を処方しました。

[処方]
(1) 前胡15g，醋黄芩7.5g，半夏6g，乾生姜3g，枳殻3g，土炒白朮9g，牡蛎15g，天花粉6g，淫羊藿9g，白花蛇舌草20g，徐長卿20g，赤石脂9g，鶏内金6g，霊芝9g，炒甘草6g（分3×7日分）
(2) 刺五加末3g（分2×7日分）

　この処方は柴胡桂枝乾姜湯の加減といえます。唐代の『千金方』などの医書には，小前胡湯・大前胡湯といった『傷寒論』の小柴胡湯・大柴胡湯とほぼ同じ方意をもつ処方が記されています。柴胡は本来胃腸薬で，より清熱効果を期待したい場合，私は前胡を用いることにしています。ここでは，はじめての漢方煎薬服用ということを考慮して，規定の3分の2の薬量から始めています。

### 治療経過

　以後，薬量は1.5倍に増やし，毎回，処方内容を変更しながら経過観察しました。
　2006年5月6日に受診し，5月1日のデータはCRP 0.1mg/dL，PLT 6.3万/μL，WBC 2,400/μL，Hb 7.8g/dLでした。

[脈診]

|   | 寸 | 関 | 尺 |
|---|---|---|---|
| 右 | 滑 | 滑やや弦 | 沈滑細 |
| 左 | 滑細 | 滑やや弦 | 沈細 |

[舌診] 舌質淡暗・舌苔白薄膩・舌裏静脈の怒張あり。

[処方]

(1) 人参9g，葛根15g，乾地黄15g，製首烏9g，女貞子15g，旱蓮草9g，桂皮4.5g，杜仲9g，修治附子3g，烏頭2g，白花蛇舌草30g，石葦30g，霊芝9g，焦山楂12g，炒甘草6g（分3×12日分）

(2) 全虫炭1.5g，蛭桂散1g，刺五加末3g，縮尿散*2g（分2×12日分）

　　＊縮尿散：胡桃肉＋桑螵蛸＋覆盆子＋益智仁＋金桜子＋芡実＋山薬＋鹿角膠

5月16日，患者からFAXが届きPLT 2.5万/μL，CRP 2.1mg/dLで，抗生物質を処方されたという連絡を受け，服用する必要はないと指示しました。

5月20日に受診。左足首の骨髄炎による痛みが増強していました。

[脈診]

|   | 寸 | 関 | 尺 |
|---|---|---|---|
| 右 | 滑　按微 | 滑　按細 | 滑細 |
| 左 | 滑細　按微 | 滑細 | 沈細滑 |

[舌診] 舌質正・舌苔白膩・舌裏静脈の怒張なし。

[処方]

(1) 桂皮4.5g，赤芍12g，知母6g，白朮15g，麻黄3g，修治附子3g，烏頭1g，当帰15g，川芎9g，鶏血藤20g，鶏屎藤20g，常春藤20g，乾地黄15g，焦山楂12g，霊芝9g，炒甘草6g（分3×14日分）

(2) 刺五加末3g，縮尿散2g（分2×14日分）

この処方は桂芍知母湯の加減ですが，近代湖南の名医・劉炳凡老師（りゅうへいぼん）の

「鶏血藤＋鶏屎藤＋常春藤」からなる三藤湯の方意が重要です。これは瘀血と風寒湿の絡む疼痛疾患に非常に有用です。

5月23日，患者から電話があり，足首痛が消失。昨晩38℃の発熱があったが，体冷罨法のみで解熱したということでした。また抗生物質を処方されたため，服用の必要はないと指示しました。CRP 0.2mg/dL，WBC 1,800/μL，PLT 2.4万/μL。

5月24日，患者から電話があり，昨日輸血と輸液を行った。夜に38.5℃，朝昼38℃の発熱があるということでした。そこで前方を中断して新処方（小前胡湯加減）を服用するよう指示しました。

[処方]

前胡12g，炒黄芩9g，人参9g，半夏9g，乾生姜6g，石膏12g，白花蛇舌草30g，半枝蓮30g，霊芝9g，焦山楂12g，大棗6g，炒甘草4.5g（分3×7日分）

5月27日に電話があり，25日夕方には解熱し，現在37℃。尿が褐色で泡立つということでした。

5月31日に受診。体温は38.3℃で，咽頭痛・尿清・腰痛があるということでした。

[脈診]

|   | 寸 | 関 | 尺 |
| --- | --- | --- | --- |
| 右 | 滑有力　按微 | 滑細　按微 | 沈細（滑） |
| 左 | 滑細 | 滑細　按微 | 沈細滑 |

[舌診] 舌質やや暗・舌苔白満布・舌裏静脈の怒張あり。

柴胡桂枝乾姜湯加減を処方しました。

各論

［処方］
　柴胡12g，炒黄芩9g，桂皮4.5g，半夏9g，乾生姜6g，枳殻6g，蒼朮9g，牡蛎20g，天花粉9g，桔梗9g，修治附子3g，薏苡仁20g，白花蛇舌草30g，石見穿30g，炒甘草6g（分3×7日分）

　6月7日に，5日に咽頭痛があり体温37℃，6日は38.5℃，聖・桂枝湯（『太平聖恵方』巻九の太陽病に出てくる麻黄や炮附子を含む桂枝湯）の服用を指示しました。今朝の体温は36.5℃ということです。昨日RBC・WBC・PLTの成分輸血，さらにステロイド注射を受けました。

［処方］
(1) 前胡12g，炒黄芩9g，人参9g，桂皮4.5g，乾地黄15g，製首烏12g，修治附子4.5g，猪苓15g，滑石18g，山帰来30g，革薢9g，白花蛇舌草30g，石葦30g，霊芝9g，土鼈甲12g，炒甘草6g（分2×9日分）
(2) 雲南白薬2g（分2×9日分）

　6月16日に受診。6月11日朝，咽頭痛があり体温37.2℃，13日に頬粘膜を噛み腫痛があるということです。

［脈診］

|  | 寸 | 関 | 尺 |
|---|---|---|---|
| 右 | 滑　按微 | 滑　按細 | 沈細渋 |
| 左 | 細滑　按微 | 滑細弦　按細 | 沈細滑 |

［舌診］舌質暗・舌苔白満布・舌裏静脈の怒張あり。
［処方］
(1) 柴胡12g，醋黄芩9g，人参9g，枳実6g，蒼・白朮（各）9g，麻黄4.5g，修治附子3g，烏頭1g，乾地黄15g，霊芝9g，鶏内金6g，

白花蛇舌草30g,石葦30g,石見穿30g,炒甘草6g(分2×8日分)
(2) 雲南白薬2g(分2×8日分)
(3) 白喉吹散*20g(頓用)

    *白喉吹散：鏡面朱砂・雄黄・明礬・青黛・露蜂房炭・冰片・五倍子の混合末。

しばらく続いていた体調の悪さを,脈を全体に重按すると細微であることに留意すれば,たとえば,この小柴胡湯加減の人参の薬量をもっと増やしておくなどすれば,この段階で次回の症状の悪化を防げたはずです。

6月23日に受診。体動時に動悸・息切れ・紫斑があり,口腔内は回復していました。

[脈診]

|   | 寸 | 関 | 尺 |
|---|---|---|---|
| 右 | 滑　按微 | 滑　按細 | 沈細滑 |
| 左 | 細滑　按細 | 滑 | 沈細滑 |

[舌診] 舌質暗・舌苔白満布・舌裏の静脈の怒張あり。
[処方]
(1) 人参20g,乾・熟地黄（各）20g,麦門冬15g,五味子6g,丹参24g,修治附子3g,烏頭1g,茯苓15g,白朮15g,白花蛇舌草30g,石見穿30g,霊芝9g,縮砂4.5g,炒甘草3g(分3×9日分)
(2) 雲南白薬3g(分2×9日分)

左寸脈は重按細で,明らかに心の気血不足がうかがわれます。その根本は右関脈の重按細からわかる脾胃の気虚にあります。また腎は陰陽ともに虚衰状態で,血液データからも危機的状況が考えられますから,胃気を一気に回復させ,あわせて補腎を行う必要がありました。そこで,大量の人参や地黄にあわせて丹参を用いました。直接的には動悸など強心を目的とする生脈飲の方意も含まれています。

その後は，人参の用量も9gで推移していましたが，最新の診察時に再び右関脈（脾胃の脈）に重按微がみられたため，前回の轍を踏まないよう予防的意味を含め再び人参などの用量を増加させました。

9月26日に受診。血液検査の結果はWBC 2,200/μL，PLT 15.1万/μL，微熱36.4℃，血圧150台/85前後（mmHg）でした。
[脈診]

|  | 寸 | 関 | 尺 |
|---|---|---|---|
| 右 | 滑 | 滑　按微 | 沈滑細，長 |
| 左 | 滑細 | 滑細弦 | 沈細滑，長 |

[舌診] 舌質淡暗・舌苔白薄膩・舌裏静脈の怒張あり。
[処方]
(1) 磁石15g，牡蛎20g，乾・熟地黄（各）15g，人参15g，茯苓15g，修治附子3g，烏頭1.5g，縮砂15g，亀板12g，丹参15g，五味子6g，白花蛇舌草30g，石見穿30g，炙甘草6g（分2×12日分）
(2) 雲南白薬2g，刺五加末3g（分2×12日分）

このように，一時緩解を得た本症例ですが，2007年8月31日に脳梗塞・くも膜下出血を発症し，9月2日に死亡されました。全経過は2年弱でした。

### 〈コメント〉

約2年の経過で，生かすことができませんでした。残念です。

第11章　血液系の悪性腫瘍

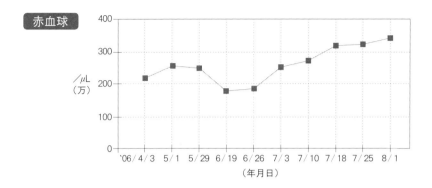

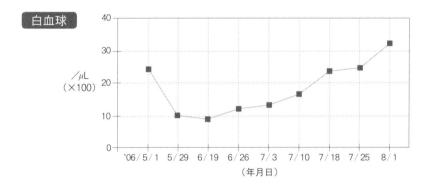

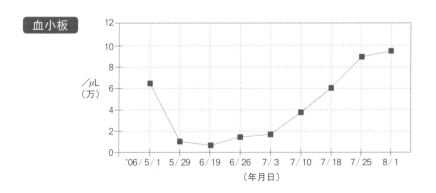

167

# おわりに

　がん患者さんを治療するにあたり，最も留意すべきは思いやりの心を持って接することでしょう。

　特に初回治療から2年以内の方は，再発・転移などの不安を抱えており，ほとんどが「関前の短脈」を呈します。つまり胆気不足（＝胆怯（たんきょう））です。したがって，用薬に酸棗仁湯を配慮して組み合わせることが必要になります。2年経過すれば生活習慣にも自信が出てくるため，胆気不足の兆候は薄くなってくることが多いです。

## 診療の基本は思いやり

**「患者さんの顔（眼）を見て話していますか」**

　検査データをチェックするため，パソコン画面のみを見続け，患者さんの方を診察時間中まったく見ない不届きな医師も多いと聞きます。

**「患者さんの身体に触っていますか」**

　四診に際し充分に見て，聞いて，嗅いで，そして触れることが大切なことはいうまでもありません。

「充分な診察時間を確保していますか」

時間に余裕がなければ，患者さんは遠慮して聞きたいことも聞けません。聞き逃しがないように問診票の活用も重要です。

その他に，病院と診療所は相互に密接な関係を持ち，連絡を取り合う事も必要です。手術などの初回治療が終わった後は，患者さんを紹介した診療所に戻し，経過を診てもらい，再発などの疑いがあれば再び病院に紹介してもらうようにする連携が重要です。

そして，「医療技術を高めること」は医師として当然のことです。

## 医療の基本は本居宣長の「物のあはれ」

江戸時代の医師で国文学者であった本居宣長(もとおりのりなが)（1730〜1801）は，『石上私淑言(いそのかみのささめごと)』や『紫文要領』に思いやりに関わる重要な言葉を記しています。それを彼は「物のあはれ」といっています。

> すべてうれし共おかし共たのし共かなし共こひし共，情に感ずる事はみな阿波禮也。……されば物のあはれしるを，心ある人といひ，しらぬを心なき人といふ也。（『石上私淑言』）

> 人のあはれなる事をみてはあはれと思ひ，人のよろこぶをききては共によろこぶ，是すなはち人情にかなふ也。物のあはれを知る也。（『紫文要領』）

## 医療において最も大切なことは

漢語ではこれを「恕」とか「仁」といっています。

恕：まごころによる他人への思いやり。己を愛するが如く他人も愛すること。
仁：人間の自然な愛情にもとづいた、まごころの徳。「恕」の感情にもとづき、天地自然界の生きとし生けるあらゆるものを憐れみ愛する心。

医療において最も大切なことは、仁恕の心をもって患者さんに接することです。

## 残された人生を「いかに生きるべきか」

人間はいずれは死にます。ただ、それまでの人生をいかに有意義なものにするかは、覚悟がいることです。作家の城山三郎氏は著書のなかで次のようにいっています。

> 人生の持ち時間に大差はない。問題はいかに深く生きるか、である。深く生きた記憶をどれほど持ったかで、その人の人生は豊かなものにも、貧しいものにもなるし、深く生きるためには、ただ受け身だけでなく、あえて挑むとか、打って出ることも、肝要となろう。（城山三郎『この日、この空、この私』）

そして、死ぬことは故郷に帰ることだという、『荘子』の言葉も非常に興味深い考えです。

> ここに今生まれることは
> あちらで死ぬこと
> ここで今死ぬことは
> あちらで今生まれること
> 　　　紀元前四世紀頃、慧施の言（『荘子』斎物論篇・石田秀実訳）

# ［付録］ 本書記載の生薬の原材料と中医学的効能

《ア行》

薟闆子（あんりょし）【基原】キク科イヌヨモギ *Artemisia keiskeana* Miq. の果実 【性味】苦辛，温 【効能】活血散瘀・祛風除湿

硫黄（いおう）【基原】硫黄鉱か硫化鉱物から洗練した硫黄（Sulphur）【性味】酸，温，有毒 【帰経】腎・大腸 【効能】殺虫止痒・壮陽通便

威霊仙（いれいせん）【基原】キンポウゲ科シナボタンヅル *Clematis chinensis* Osbeck などの根・根茎 【性味】辛・鹹，温 【帰経】膀胱 【効能】祛風湿・通経絡・止痺痛・治骨骾

茵蔯（いんちん）【基原】キク科カワラヨモギ *Artemisia capillaris* Thunb. の花穂 【性味】苦，微寒 【帰経】脾・胃・肝・胆 【効能】清熱利湿・退黄

＊中国では春の幼苗を採取して使用しており，嫩・綿軟・灰緑で香気の強いものがよいとされ，綿茵蔯と称する。

淫羊藿（いんようかく）【基原】メギ科イカリソウ *Epimedium brevicornum* Maxim. の全草または葉 【性味】辛・甘，温 【帰経】肝・腎 【効能】補腎壮陽・祛風除湿

烏頭（うず）【基原】キンポウゲ科カラトリカブト *Aconitum carmichaeli* Debx. の根 【性味】辛・苦，熱，大毒 【帰経】心・肝・脾 【効能】祛風・散寒止痛・消腫潰堅・祛腐

延胡索（えんごさく）【基原】ケシ科ヤブケマン属 *Corydalis turtschaninovii* Bess. f. *yanhusuo* Y. H. Chou et C. C. Hsu. の塊茎 【性味】辛・苦，温 【帰経】心・肝・脾 【効能】活血行気・止痛

黄耆（おうぎ）【基原】マメ科キバナオウギ *Astragalus membranaceus* Bge. などの根 【性味】甘，微温 【帰経】脾・肺 【効能】補気昇陽・益気固表・托瘡生肌・利水退腫

黄芩（おうごん）【基原】シソ科コガネバナ Scutellaria baicalensis Georgi の根 【性味】苦，寒 【帰経】肺・胆・胃・大腸 【効能】清熱燥湿・瀉火解毒・止血・安胎

黄精（おうせい）【基原】ユリ科カギクルマバナルコユリ Polygonatum sibiricum Red. などの根茎を蒸したもの 【性味】甘，平 【帰経】脾・肺・腎 【効能】滋陰潤肺・補脾益気

王不留行（おうふるぎょう）【基原】ナデシコ科ドウカンソウ Vaccaria pyramidata Medic. の種子 【性味】苦，平 【帰経】肝・胃 【効能】活血通経・下乳

黄薬子（おうやくし）【基原】ヤマノイモ科ニガカシュウ Dioscorea bulbifera L. の塊茎 【性味】苦，寒 【帰経】肺・肝 【効能】散結消瘻・清熱解毒・涼血止血

《カ行》

海藻（かいそう）【基原】ホンダワラ科 Sargassum pallidum C. Ag., S. fusiforme Setch. などの全藻 【性味】鹹，寒 【帰経】肝・胃・腎 【効能】消痰軟堅・利水消腫

海蛤粉（かいごうふん）（海蛤殻）【基原】ハマグリ科オキシジミ Cyclina sinensis Gmelin などの貝殻 【性味】苦・鹹，寒 【帰経】肺・腎 【効能】清肺化痰・軟堅散結・制酸止痛

薤白（がいはく）【基原】ユリ科ラッキョウ Allium bakeri Regel，チョウセンノビル A. macrostemon Bge. の地下鱗茎 【性味】辛・苦，温 【帰経】肺・胃・大腸 【効能】通陽散結・行気導滞

鵝管石（がかんせき）（鍾乳石）【基原】炭酸塩類の鉱物鍾乳石 Stalactite の乳状石塊 【性味】甘，温 【帰経】肺・腎・胃 【効能】温肺平喘・助陽納気・利竅通乳

夏枯草（かごそう）【基原】シソ科ウツボグサ Prunella vulgaris L. の花穂 【性味】苦・辛，寒 【帰経】肝・胆 【効能】清肝火・散鬱結・降血圧

何首烏（かしゅう）【基原】タデ科ツルドクダミ Polygonum multiflorum Thunb. の塊状根 【性味】苦・甘・渋，微温 【帰経】肝・腎 【効能】補益精血・解毒截瘧・潤腸通便

［付録］　本書記載の生薬の原材料と中医学的効能

莪朮（がじゅつ）【基原】ショウガ科ガジュツ *Curcuma aeruginosa* Roxb. などの根茎　【性味】辛・苦，温　【帰経】肝・脾　【効能】破血祛瘀・行気止痛

藿香（かっこう）【基原】シソ科パチョリ *Pogostemon cablin* Benth. の地上部分　【性味】辛，微温　【帰経】脾・胃・肺　【効能】化湿解表祛暑・止嘔・治癖

葛根（かっこん）【基原】マメ科クズ *Pueraria lobata* Ohwi. の根　【性味】甘・辛，涼　【帰経】脾・胃　【効能】発表解肌・透発麻疹・解熱生津・昇陽止瀉

滑石（かっせき）【基原】主として含水ケイ酸アルミニウムおよび二酸化ケイ素からなる鉱物　【性味】甘・淡，寒　【帰経】胃・膀胱　【効能】清熱利湿・清暑湿・（外用）清熱収湿

栝楼（かろ）【基原】ウリ科シナカラスウリ *Trichosanthes kirilowii* Maxim. の果実全体（全栝楼），果実の皮（栝楼皮），果実の種子（栝楼仁）　【性味】甘，寒　【帰経】肺・胃・大腸　【効能】栝楼皮：清熱化痰・利気寛胸，栝楼仁：清肺化痰・滑腸通便，全栝楼：清肺化痰・利気寛胸・滑腸通便

乾姜（かんきょう）【基原】ショウガ科ショウガ *Zingiber officinale* Rosc. の根茎を乾燥したもの　【性味】辛，熱　【帰経】脾・胃・心・肺　【効能】温中・回陽・温肺化飲・温経止血

　＊日本の生姜は新鮮なものは「鮮生姜」といい，乾燥品は「乾生姜」という。日本で「乾姜」とは蒸して乾燥したもの。

乾地黄（かんじおう）　☞ 生地黄

甘草（かんぞう）【基原】マメ科ウラルカンゾウ *Glycyrrhiza uralensis* Fisch. などの塊根　【性味】甘，平　【帰経】脾・胃・肺・心　【効能】補脾益気・潤肺止咳・緩急止痛・清熱解毒

款冬花（かんとうか）【基原】キク科フキタンポポ *Tussilago farfara* L. の花蕾　【性味】辛，温　【帰経】肺　【効能】潤肺下気・止咳化痰

旱蓮草（かんれんそう）【基原】キク科タカサブロウ *Eclipta alba* Hassk の全草　【性味】甘・酸，寒　【帰経】肝・腎　【効能】滋陰養腎・涼血止血

桔梗（ききょう）【基原】キキョウ科キキョウ *Platycodon grandiflorum* A. DC. の根　【性味】苦・辛，平　【帰経】肺　【効能】宣肺祛痰利咽・排膿・開提肺気

枳殻（きこく）【基原】ミカン科ダイダイ *Citrus aurantium* L. などの果実　【性味】苦・辛，微寒　【帰経】脾・胃・大腸　【効能】破気消積・化痰除痞

枳実（きじつ）【基原】ミカン科ダイダイ Citrus aurantium L. などの幼果 【性味】苦・辛，微寒 【帰経】脾・胃・大腸 【効能】破気消積・化痰除痞

亀板（きばん）【基原】イシガメ科クサガメ Chinemys revesii Gray などの腹甲 【性味】甘・鹹，寒 【帰経】肝・腎・心 【効能】滋陰潜陽・益腎健骨・養血補心・止血

杏仁（きょうにん）【基原】バラ科ホンアンズ Prunus armeniaca L. などの種子 【性味】苦，微温，小毒 【帰経】肺・大腸 【効能】止咳平喘・潤腸通便

金桜子（きんおうし）【基原】バラ科ナニワイバラ Rosa laevigata Michx の果実 【性味】酸・渋，平 【帰経】腎・膀胱・大腸 【効能】固精縮尿・渋腸止瀉

金銭草（きんせんそう）【基原】サクラソウ科オカトラノオ属植物の Lysimachia christinae Hance の全草 【性味】甘・鹹，微寒 【帰経】肝・胆・腎・膀胱 【効能】清熱利湿・通淋・清肝胆湿熱・清熱解毒

鶏血藤（けいけっとう）【基原】マメ科 Spatholobus suberectus Dunn などの茎 【性味】苦・微甘，温 【帰経】肝 【効能】行血補血・舒筋活絡

桂枝（けいし）【基原】クスノキ科ケイ Cinnamomum cassia Blume の若枝 【性味】辛・甘，温 【帰経】心・肺・膀胱 【効能】発汗解表・温経通陽

鶏屎（矢）藤（けいしとう）【基原】アカネ科ヘクソカズラ Paederia scandens Merr. の根茎 【性味】甘・苦，平 【帰経】脾・胃・肝・肺 【効能】消食化積・祛風除湿・化痰止咳・解毒消腫・活血止痛

鶏内金（けいないきん）【基原】キジ科ニワトリ Gallus gallus domesticus Brisson. の砂嚢の内膜 【性味】甘，平 【帰経】脾・胃・小腸・膀胱 【効能】運脾消食・固精止遺

桂皮（けいひ）（肉桂）【基原】クスノキ科ケイ Cinnamomum cassia Blume の幹皮 【性味】辛・甘，熱 【帰経】腎・脾・心・肝 【効能】補命門火・散寒温脾止痛・温煦気血

決明子（けつめいし）【基原】マメ科エビスグサ Cassia obtusifolia L. の種子 【性味】甘・苦，微寒 【帰経】肝・大腸 【効能】清肝明目・平抑肝陽・潤腸通便

芡実（けんじつ）【基原】スイレン科オニバス Euryale ferox Salisb の種子 【性味】甘・渋，平 【帰経】脾・腎 【効能】健脾祛湿・益腎固精

玄参（げんじん）【基原】ゴマノハグサ科 Scrophularia ningpoensis Hemsl. の根

[付録] 本書記載の生薬の原材料と中医学的効能

　　　　　【性味】苦・鹹, 寒　【帰経】肺・胃・腎　【効能】清熱養陰・解毒散結
紅花（こうか）　【基原】キク科ベニバナ Carthamus tinctorius L. の花冠　【性味】辛,
　　　温　【帰経】心・肝　【効能】活血通経・祛瘀止痛
香附子（こうぶし）　【基原】カヤツリグサ科ハマスゲ Cyperus rotundus L. の根茎
　　　【性味】辛・微苦・微甘, 平　【帰経】肝・三焦　【効能】疏肝理気・調経止痛
厚朴（こうぼく）　【基原】モクレン科カラホウ Magnolia officinalis Rehd. et Wils.
　　　など, 日本産はホウノキ Magnolia obovata Thunb. の樹皮　【性味】苦・辛,
　　　温　【帰経】脾・胃・肺・大腸　【効能】行気・消積・行気燥湿・下気・消
　　　痰平喘
牛黄（ごおう）　【基原】ウシ科ウシ Bos taurus domesticus Gmelin の胆嚢結石　【性味】
　　　苦, 涼　【帰経】肝・心　【効能】清熱解毒・熄風止痙・豁痰開竅
牛膝（ごしつ）　【基原】ヒユ科イノコズチ属植物の懐牛膝（カイゴシツ）
　　　Achyranthes bidentata Blume とヒユ科の川牛膝（センゴシツ）Cyanthula
　　　capitata Moq. の根　【性味】苦・酸, 平　【帰経】肝・腎　【効能】活血祛瘀・
　　　補肝腎強筋骨・利尿通淋・引血引火下行
　　　＊川牛膝は主として活血祛瘀・引血引火下行に働き, 懐牛膝は主に補肝腎強筋骨に
　　　　働く。
蜈蚣（ごしょう）　【基原】オオムカデ科アカズムカデ Scolopendra subspinipes
　　　multidens L. Koch などの虫体　【性味】辛, 温, 有毒　【帰経】肝　【効能】
　　　疏風止痙・解毒散結・通絡止痛
呉茱萸（ごしゅゆ）　【基原】ミカン科ゴシュユ Euodia ruticarpa Benth. や, E.
　　　officinalis Dode の果実　【性味】辛・苦, 熱, 小毒　【帰経】肝・脾・胃　【効
　　　能】散寒・行気・燥湿・止痛・疏肝下気・温中止瀉・（外用）引火下行
胡桃肉（ことうにく）　【基原】クルミ科セイヨウグルミ Juglans regia L. の核仁　【性
　　　味】甘, 温　【帰経】腎・肺・大腸　【効能】補腎益精・温肺定喘・潤腸通便
牛蒡子（ごぼうし）　【基原】キク科ゴボウ Arctium lappa L. の果実　【性味】辛・
　　　苦, 寒　【帰経】肺・胃　【効能】疏風清熱・解毒透疹・利咽散腫
五味子（ごみし）　【基原】モクレン科チョウセンゴミシ Schisandra chinensis Baill.
　　　の果実　【性味】酸, 温　【帰経】肺・腎・心　【効能】斂肺滋腎・生津斂汗・
　　　渋精止瀉・寧心安神

五霊脂（ごれいし）【基原】ムササビ科の動物 Trogopterus xanthipes Milne-Edwards や Pteromys volans L. などの糞便 【性味】苦・甘, 温 【帰経】肝・脾 【効能】活血止痛・化瘀止血・解毒

## 《サ行》

柴胡（さいこ）【基原】セリ科ミシマサイコ Bupleurum falcatum L. の根（当院では北柴胡 Bupleurum chinense DC. の根を使用）【性味】苦・辛, 微寒 【帰経】肝・胆 【効能】和解退熱・疏肝解鬱・昇挙陽気

山帰来（さんきらい）（土茯苓）【基原】ユリ科 Smilax glabra Roxb. の塊茎 【性味】甘・淡, 平 【帰経】肝・胃 【効能】解毒・除湿・利関節

山楂子（さんざし）【基原】バラ科サンザシ Crataegus cuneata Sieb. et Zucc. などの果実 【性味】酸・甘, 微温 【帰経】脾・胃・肝 【効能】消食化積・活血散瘀

山慈姑（さんじこ）【基原】ラン科サイハイラン Cremastra appendiculata (D. Don) Makino などの仮球茎 【性味】辛, 寒, 小毒 【帰経】肝・胃 【基原】清熱解毒・消癰散結

山梔子（さんしし）【基原】アカネ科クチナシ Gardenia jasminoides Ellis の果実 【性味】苦, 寒 【帰経】心・肺・胃・三焦 【効能】瀉火徐煩・清熱利湿・涼血解毒

山茱萸（さんしゅゆ）【基原】ミズキ科サンシュユ Cornus of ficinalis Sieb. et Zucc. の果肉 【性味】酸, 微温 【帰経】肝・腎 【効能】補益肝腎・収斂固渋

酸棗仁（さんそうにん）【基原】クロウメモドキ科サネブトナツメ Zizyphus jujuba Mill. の種子 【性味】甘・酸, 平 【帰経】心・肝 【効能】養心安神・斂汗

山薬（さんやく）【基原】ヤマノイモ科ヤマノイモ Dioscorea japonica Thunb., あるいはナガイモ D. batatas Decne. の皮を除いた根茎 【性味】甘, 平 【帰経】脾・肺・腎 【効能】益気養陰・補脾肺腎

三稜（さんりょう）【基原】ミクリ科ミクリ Sparganium stoloniferum Buch.-Ham. などの塊根 【性味】苦・辛, 平 【帰経】肝・脾 【効能】破血祛瘀・行気止痛

刺猬皮（しいひ）【基原】ハリネズミ科ナミハリネズミ Erinaceus europaeus L. な

[付録] 本書記載の生薬の原材料と中医学的効能

どの皮 【性味】苦, 平 【帰経】胃・大腸・腎 【効能】収斂止血・固精縮尿

紫苑（しおん）【基原】キク科シオン Aster tataricus L. の根および根茎 【性味】苦・甘, 微温 【帰経】肺 【効能】化痰止咳

紫花地丁（しかじちょう）【基原】スミレ科のノジスミレ Viola yedoensis Makino などの全草 【性味】苦・辛, 寒 【帰経】心・肝 【効能】清熱解毒

紫荊皮（しけいひ）【基原】マメ科ハナズオウ Cercis chinensis Bge. の樹皮 【性味】苦, 平 【帰経】肝 【効能】疏肝通絡・解毒通淋

刺五加（しごか）【基原】ウコギ科エゾウコギ Acanthopanax senticosus Harms. の根皮 【性味】甘・微苦・辛, 温 【帰経】脾・肺・心・腎 【効能】補気安神・益腎強腰・活血通絡

磁石（じせき）【基原】天然磁鉄鉱 【性味】辛・鹹, 寒 【帰経】肝・心・腎 【効能】潜陽安神・聡耳明目・納気平喘

紫石英（しせきえい）【基原】紫色の螢石の鉱石 【性味】甘, 温 【帰経】心・肝・肺・腎 【効能】鎮心定驚・温肺平喘・温腎暖宮

紫蘇子（しそし）（蘇子）【基原】シソ科シソ Perilla frutescens Britt. の果実 【性味】辛, 温 【帰経】肺・大腸 【効能】消痰平喘・潤腸通便

赤石脂（しゃくせきし）【基原】酸化第二鉄 $Fe_2O_3$ を多量に含む雲母源の粘土塊 【性味】甘・酸・渋, 温 【帰経】大腸・胃 【効能】渋腸止瀉・止血・（外用）生肌斂瘡

麝香（じゃこう）【基原】シカ科ジャコウジカ Moschus moschiferus Linnaeus の雄の袋状腺嚢の分泌物 【性味】辛, 温 【帰経】心・肝・脾 【効能】開竅醒神・活血散結・止痛・催産

砂仁（しゃにん）【基原】ショウガ科ヨウシュクシャ Amomum villosum Lour. の種子団塊 【性味】辛, 温 【帰経】脾・胃 【効能】行気・化湿・健脾・温中止瀉・安胎

䗪虫（しゃちゅう）【基原】ゴキブリ科シナゴキブリ Eupolyphaga sinensis Walker, サツマゴキブリ Opisthoplatia orientalis Burmeister などの雌の成虫体 【性味】鹹, 寒, 小毒 【帰経】肝 【効能】破血逐瘀・続筋接骨

熟地黄（じゅくじおう）【基原】ゴマノハグサ科ジオウ Rehmannia glutinosa Libosch. や, カイケイジオウ R. glutinosa Libos. var. hueichingensis の肥大根を乾燥

したのち酒で蒸して熟製したもの 【性味】甘，微温 【帰経】肝・腎 【効能】養血滋陰・補清益髄

縮砂（しゅくしゃ）【基原】ショウガ科 *Amomum xanthioides* Wall. の種子の塊 【性味】辛，温 【帰経】脾・胃 【効能】行気・化湿・健脾・温中止瀉・安胎

小茴香（しょうういきょう）【基原】セリ科ウイキョウ *Foeniculum vulgare* Mill. の成熟果実 【性味】辛，温 【帰経】肝・腎・脾・胃 【効能】散寒・暖肝・温腎・止痛・理気開胃

生姜（しょうきょう）【基原】ショウガ科ショウガ *Zingiber officinale* Rosc. の根茎 【性味】辛，微温 【帰経】肺・脾 【効能】発汗解表・温中止嘔・温肺止咳・解毒

＊日本では乾燥していない生のものを「鮮姜」，乾燥したものを「生姜」あるいは「乾生姜」ということもある。

生地黄（しょうじおう）（乾地黄）【基原】ゴマノハグサ科ジオウ *Rehmannia glutinosa* Libos. や，カイケイジオウ *R. glutinosa* Libos. var. *hueichingensis* の塊根 【性味】甘・苦，寒 【帰経】心・肝・腎 【効能】清熱涼血・養陰生津

常春藤（じょうしゅんとう）【基原】ウコギ科アイビー *Hedera nepalensis* var. *sinensis* の茎・葉 【性味】苦，涼 【効能】袪風・利湿・平肝・解毒

升麻（しょうま）【基原】キンポウゲ科サラシナショウマ *Cimicifuga simplex* Worm., オオミツバショウマ *C. heracleifolia* Kom. などの根茎 【正味】辛・甘，微寒 【帰経】肺・脾・大腸・胃 【効能】発表透疹・清熱解毒・昇陽挙陥

徐長卿（じょちょうけい）【基原】ガガイモ科スズサイコ *Cynanchum paniculatum* Kitag. の地下部あるいは全草 【性味】辛，温 【帰経】肝・胃 【効能】袪風止痛・止痒・解毒

女貞子（じょていし）【基原】モクセイ科トウネズミモチ *Ligustrum lucidum* Ait. の果実 【性味】甘・苦，涼 【帰経】肝・腎 【効能】補肝益腎・清熱明目

神麹（しんきく）【基原】小麦粉・麩に鮮青蒿・鮮蒼耳・鮮辣蓼の液汁と赤小豆・杏仁の粉末を混和し発酵させたもの 【性味】甘・辛，温 【帰経】脾・胃 【効能】消食和胃

水紅花子（すいこうかし）【基原】タデ科 *Polygonum orientale* L. の果実 【性味】鹹，微寒 【帰経】肝・胃 【効能】散瘀軟堅・消積止痛

［付録］　本書記載の生薬の原材料と中医学的効能

製首烏（せいしゅう）　☞ 何首烏

石葦（せきい）　【基原】ウラボシ科ヒトツバ *Pyrrosia lingua* Farw. などの葉　【性味】苦・甘，微寒　【帰経】肺・膀胱　【効能】利水通淋・化痰止咳・止血

石見穿（せきけんせん）　【基原】シソ科 *Salvia chinensis* Benth. の全草　【性味】苦・辛，微寒　【帰経】肝・脾　【効能】活血止痛

赤芍（せきしゃく）　【基原】ボタン科シャクヤク *Paeonia lactiflora* Pall. などの皮付きの根　【性味】苦，微寒　【帰経】肝　【効能】清熱涼血・祛瘀止痛

石膏（せっこう）　【基原】含水硫酸カルシウムの鉱石　【性味】辛・甘，大寒　【帰経】肺・胃　【効能】清熱瀉火・除煩止渇・斂瘡生肌

全蠍（ぜんかつ）　【基原】トクササソリ科キョクトウサソリ *Buthus martensi* Karsch を乾燥させたもの　【性味】辛，平，有毒　【帰経】肝　【効能】熄風止痙・解毒散結・活絡止痛

川芎（せんきゅう）　【基原】セリ科センキュウ *Cnidium officinale* Makino の根茎（当院ではセリ科唐センキュウ *Ligusticum chuanxiong* Hort. の根茎を使用）　【性味】辛，温　【帰経】肝・胆・心包　【効能】活血行気・祛風止痛

前胡（ぜんこ）　【基原】セリ科 *Peucedanum praeruptorum* Dunn，ノダケ *P. decursivum* Maxim. などの根　【性味】苦・辛，微寒　【帰経】肺　【効能】降気祛痰・宣散風熱

蟾酥（せんそ）　【基原】ヒキガエル科シナヒキガエル *Bufo gargarizans* Cantor などの耳後腺および皮膚腺から分泌される白色漿液　【性味】辛・甘，温，有毒　【帰経】心　【効能】解毒消腫・止痛・開竅辟穢・消積

蟬退（せんたい）　【基原】セミ科 *Cryptotympana pustulata* Fabr. などのセミ類の抜け殻　【性味】甘，寒　【帰経】肺・肝　【効能】疏散風熱・透疹止痒・明目退翳・熄風止痙

川楝子（せんれんし）　【基原】センダン科トウセンダン *Melia toosendan* Sieb. et Zucc. の果実　【性味】苦，寒，小毒　【帰経】肝・胃・小腸・膀胱　【効能】行気止痛・殺虫療癬

皂角刺（そうかくし）　【基原】マメ科トウサイカチ *Gleditsia sinensis* Lam. の棘刺　【性味】辛，温　【効能】托毒排膿・活血消腫

蚤休（そうきゅう）（七葉一枝花・草荷車）　【基原】ユリ科ツクバネソウ属植物

*Paris polyphylla* Smith var. *Chinensis* Fr. などの根茎 【性味】苦, 微寒, 小毒 【帰経】肝 【効能】清熱解毒・消腫止痛・定驚

皂莢（そうきょう）（皂角）【基原】マメ科トウサイカチ *Gleditsia sinensis* Lam. の果実 【性味】辛, 温, 小毒 【帰経】肺・大腸 【効能】祛痰・通竅・散結消腫

蒼朮（そうじゅつ）　キク科ホソバオケラ *Atractylodes lancea* DC. などの根茎 【性味】辛・苦, 温 【帰経】脾・胃 【効能】燥湿健脾・発汗・祛風湿・明目

桑螵蛸（そうひょうしょう）【基原】カマキリ科オオカマキリ *Paratenodera sinensis* Saussure, コマカキリ *Stailia maculate* Thunb. などの卵蛸 【性味】甘・鹹, 平 【帰経】肝・腎 【効能】助陽・固精・縮尿

《夕行》

代赭石（たいしゃせき）【基原】二酸化ケイ素 $Fe_2O_3$ Hematitum の三方晶系の赤鉄鉱 【性味】苦, 寒 【帰経】肝・心 【効能】平肝潜陽・降逆平喘・涼血止血

大棗（たいそう）【基原】クロウメモドキ科ナツメ *Zizyphus jujuba* Mill. var. inermis Rehd. の果実 【性味】甘, 温 【帰経】脾・胃 【効能】補中益気・養血安神・緩和薬性

沢瀉（たくしゃ）【基原】オモダカ科サジオモダカ *Alisma orientalis* Juzep. の塊茎 【性味】甘・淡, 寒 【帰経】腎・膀胱 【効能】利水滲湿・清腎火

沢蘭（たくらん）【基原】シソ科シロネ *Lycopus lucidus* Turcz. の全草 【性味】苦・辛, 微温 【帰経】肝・脾 【効能】活血祛瘀・行水消腫

丹参（たんじん）【基原】シソ科タンジン *Salvia miltiorrhiza* Bge. の根 【性味】苦, 微寒 【帰経】心・心包・肝 【効能】活血祛瘀・涼血消癰・養血安神

知母（ちも）【基原】ユリ科ハナスゲ *Anemarrhena asphodeloides* Bge. の根茎 【性味】苦・甘, 寒 【帰経】肺・胃・腎 【効能】清熱瀉火・滋陰潤燥

中麻黄（ちゅうまおう）【基原】マオウ科チュウマオウ *Ephedra intermedia* Schrenk et C.A. Mey. の地下茎　☞麻黄

猪苓（ちょれい）【基原】サルノコシカケ科チョレイマイタケ *Polyporus umbellatus* Fries の菌核 【性味】甘・淡, 平 【帰経】腎・膀胱 【効能】利

[付録] 本書記載の生薬の原材料と中医学的効能

水滲湿

陳皮（ちんぴ）【基原】ミカン科ウンシュウミカン *Citrus unshiu* Marcow. などの果皮　【性味】辛・苦，温　【帰経】脾・肺　【効能】理気調中・燥湿化痰

葶藶子（ていれきし）【基原】アブラナ科クジラグサ *Descurainia Sophia* Schur., ヒメグンバイナズナ *Lepidium apetalum* Willd. などの種子　【性味】苦・辛，大寒　【帰経】肺・膀胱　【効能】瀉肺平喘・行水消腫

天花粉（てんかふん）【基原】ウリ科シナカラスウリ *Trichosanthes kirilowii* Maxim. などの根　【性味】微苦・甘，微寒　【帰経】肺・胃　【効能】清熱生津・消腫排膿

天葵子（てんきし）【基原】キンポウゲ科ヒメウズ *Semiaquilegia adoxoides* (DC.) Mak. の塊根　【性味】甘・微苦，寒　【帰経】肝・脾・膀胱　【効能】清熱解毒・消腫散結・利水通淋

田七（でんしち）（三七）【基原】ウコギ科サンシチニンジン *Panax notoginseng* F. H. Chen の根　【性味】甘・微苦，温　【帰経】肝・胃　【効能】化瘀止血・活血定痛

天南星（てんなんしょう）【基原】サトイモ科マイヅルテンナンショウ *Arisaema heterophyllum* Blume, *A. erubescens* Schott などの塊茎　【性味】苦・辛，温，有毒　【帰経】肺・肝・脾　【効能】燥湿化痰・祛風止痙・散結止痛

天門冬（てんもんどう）【基原】ユリ科クサスギカズラ *Asparagus cochinchinensis* Merr. の塊根　【性味】甘・苦，大寒　【帰経】肺・腎　【効能】清肺降火・滋陰潤燥

当帰（とうき）【基原】セリ科ニホントウキ *Angelica acutiloba* Kitagawa などの根（当院ではセリ科カラトウキ *Angelica sinensis* (Oliv.) Diels. の根を使用）　【性味】甘・辛，温　【帰経】肝・心・脾　【効能】補血・活血止痛・潤腸

豆豉（とうし）（香豉）【基原】マメ科ダイズ *Glycine max* Merr. の種子を蒸して発酵加工したもの　【性味】辛・甘・微苦，寒　【帰経】肺・胃　【効能】解表・徐煩

冬虫夏草（とうちゅうかそう）【基原】コウモリガ科などの幼虫にバッカクキン科フユムシナツクサタケ *Cordyceps sinensis* Sacc. が寄生し子実体を形成したもの　【性味】甘，温　【帰経】腎・肺　【効能】益腎補肺・止血化痰

桃仁（とうにん）【基原】バラ科モモ Prunus persica Batsch などの種子　【性味】苦・甘，平　【帰経】心・肝・肺・大腸　【効能】活血祛瘀・潤腸通便

菟絲子（としし）【基原】ヒルガオ科マメダオシ Cuscuta chinensis Lam. などの種子　【性味】辛・甘，平　【帰経】肝・腎　【効能】補陽益陰・明目・止瀉

杜仲（とちゅう）【基原】トチュウ科トチュウ Eucommia ulmoides Oliv. の樹皮　【性味】甘，温　【帰経】肝・腎　【効能】補肝腎・強筋骨・安胎

土鼈甲（どべっこう）（鼈甲）【基原】スッポン科シナスッポン Amyda sinensis Wiegmann の背甲　【性味】鹹，寒　【帰経】肝　【効能】滋陰潜陽・軟堅散結

## 《ナ行》

乳香（にゅうこう）【基原】カンラン科 Boswellia carterii Birdw. などの樹脂　【性味】辛・苦，温　【帰経】心・肝・脾　【効能】活血止痛・消腫生肌

人参（にんじん）【基原】ウコギ科オタネニンジン Panax ginseng C. A. Mey. の根　【性味】甘・微苦，微温　【帰経】脾・肺　【効能】大補元気・補脾益肺・生津止渇・安神益智

## 《ハ行》

貝母（ばいも）（浙貝母）【基原】ユリ科アミガサユリ Fritillaria thunbergii Miq. の鱗茎　【性味】苦，寒　【帰経】肺・心　【効能】清熱化痰・散結消腫

麦芽（ばくが）【基原】イネ科オオムギ Hordeum vulgare L. の発芽した種子　【性味】甘，平　【帰経】脾・胃・肝　【効能】消食和中・回乳

白芥子（はくがいし）【基原】アブラナ科シロガラシ Sinapis alba L. の種子　【性味】辛，温　【帰経】肺　【効能】温肺祛痰・利気散結・通絡止痛

白礬（はくばん）（明礬）【基原】硫酸塩鉱物の明礬石（Alunite）を加工精製してできた結晶　【性味】酸，寒　【帰経】肺・肝・脾・胃・大腸　【効能】解毒殺虫・燥湿止痒・止血止瀉・清熱消痰

白毛藤（はくもうとう）（白英）【基原】ナス科ヒヨドリジョウゴ solanum lyratum Thunb の全草　【性味】甘・苦，寒，小毒　【帰経】肝・胆・腎　【効

[付録] 本書記載の生薬の原材料と中医学的効能

能】清熱解毒・祛風利湿

麦門冬（ばくもんどう）【基原】ユリ科ジャノヒゲ Ophiopogon japonicus Ker-Gawl. の塊状根　【性味】甘・微苦，微寒　【帰経】脾・胃・心　【効能】潤肺養陰・益胃生津・清心徐煩・潤腸

巴戟天（はげきてん）【基原】アカネ科ヤエヤマアオキ属の低木 Morinda officinalis How. の根　【性味】辛・甘，微温　【帰経】腎　【効能】補腎助陽・祛風除湿

八月札（はちがつさつ）【基原】アケビ科アケビ Akebia quinata Decne., ミツバアケビ A. trifoliata Koidz. などの果実　【性味】苦，平　【帰経】肝・胃　【効能】疏肝理気・散結

菝葜（ばっけい）【基原】ユリ科サルトリイバラ Smilax china L. の根茎　【性味】甘，温　【効能】清熱解毒・祛風湿・消腫毒・利尿・抗癌

馬藺子（ばりんし）【基原】アヤメ科 Iris lactea Pall. var. chinensis Koidz. の種子　【性味】甘，平　【帰経】肝・脾・胃・肺　【効能】清熱利湿・解毒殺虫・止血定痛

半夏（はんげ）【基原】サトイモ科カラスビシャク Pinellia ternata Breit. の地下塊茎　【性味】辛，温，毒　【帰経】脾・胃・肺　【効能】燥湿化痰・降逆止嘔・消痞散結

半枝蓮（はんしれん）【基原】シソ科コガネバナ属植物 Scutellaria barbata D. Don. の全草　【性味】辛・微苦，涼　【帰経】肝・肺・胃　【効能】清熱解毒・利尿消腫

半辺蓮（はんぺんれん）【基原】キキョウ科アゼムシロ Lobelia chinensis Lour. の全草　【性味】辛，平　【帰経】心・小腸・肺　【効能】清熱解毒・利水消腫

斑猫（はんみょう）（斑蛮）【基原】ツチハンミョウ科マダラゲンセイ属 Mylabris sidae Fabr., ヨコジマハンミョウ M. cichorii L. などの虫体　【性味】辛，寒，大毒　【帰経】大腸・小腸・肝・腎　【効能】攻毒蝕瘡・破血散結

萆薢（ひかい）【基原】ヤマノイモ科ヤマノイモ属植物 Dioscorea hypoglauca Palib などや，同属植物 D. septemloba Thunb. などの根茎　【性味】苦，平　【帰経】肝・胃・膀胱　【効能】利湿・分清祛濁・祛風湿

白朮（びゃくじゅつ）【基原】キク科オオバナオケラ Atractylodes ovata DC., オケラ A. japonica Koidz. の根茎　【性味】苦・甘，温　【帰経】脾・胃　【効能】

補気健脾・燥湿利水・止汗・安胎

**白花蛇舌草**（びゃっかじゃぜつそう）【基原】アカネ科フタバムグラ Hedyotis diffusa Willd. の全草 【性味】苦・甘，寒 【帰経】心・肺・肝・脾・大腸 【効能】清熱解毒・消癰抗癌・利湿通淋

**檳榔**（びんろう）（檳榔子）【基原】ヤシ科ビンロウ Areca catechu L. の種子 【性味】辛・苦，温 【帰経】胃・大腸 【効能】殺虫・行気消積・利水・截瘧

**覆盆子**（ふくぼんし）【基原】バラ科ゴジョイチゴ Rubus chingii Hu. の未熟果実 【性味】甘・酸，微温 【帰経】肝・腎 【効能】益腎・固精・縮尿

**茯神**（ぶくしん）【基原】サルノコシカケ科マツホド Poria cocos Wolf の菌核の松根を抱く部分 【性味】甘・淡，平 【帰経】心・脾 【効能】寧心・安神・利水

**茯苓**（ぶくりょう）【基原】サルノコシカケ科マツホド Poria cocos Wolf の菌核 【性味】甘・淡，平 【帰経】心・脾・腎 【効能】利水滲湿・健脾・安神

**附子**（ぶし）【基原】キンポウゲ科カラトリカブト Aconitum carmichaeli Debx. などの塊根を減毒したもの 【性味】辛，熱，有毒 【帰経】心・腎・脾 【効能】回陽救逆・補火助陽・温経散寒・除湿止痛・散寒通絡

**粉防已**（ふんぼうい）（防已）【基原】ツヅラフジ科シマハスノハカズラ Stephania terandra S. Moore の根（日本産の漢防已はオオツヅラフジ Sinomenium acutum Rehd. et Wils. の蔓性の茎と根茎）【性味】苦・辛，寒 【帰経】膀胱・腎・脾 【効能】祛風湿・止痛・利水
＊オオツヅラフジの仲間は腎毒性があり使用禁忌。

**防風**（ぼうふう）【基原】セリ科ボウフウ Saposhnikovia divaricata Schischk. の根 【性味】辛・甘，微温 【帰経】膀胱・肝・脾 【効能】祛風解表・勝湿止痛・解痙

**蒲黄**（ほおう）【基原】ガマ科ヒメガマ Typha angustifolia L. などの花粉 【性味】甘，平 【帰経】肝・心包 【効能】収渋止血・行血祛瘀・利尿

**補骨脂**（ほこつし）【基原】マメ科オランダビユ Psoralea corylifolia L. の果実 【性味】苦・辛，大温 【帰経】腎・脾 【効能】補腎壮陽・固精縮尿・温脾止瀉

**牡丹皮**（ぼたんぴ）【基原】ボタン科ボタン Paeonia suffruticosa Andr. の根皮 【性味】苦・辛，微寒 【帰経】心・肝・腎 【効能】清熱涼血・活血散瘀

[付録] 本書記載の生薬の原材料と中医学的効能

牡蛎（ぼれい）【基原】イタボガキ科マガキ Crassostrea gigas Thunb. などの貝殻 【性味】鹹，微寒 【帰経】肝・腎 【効能】平肝潜陽・軟堅散結・収斂固渋

《マ行》

麻黄（まおう）【基原】マオウ科シナマオウ Ephedra sinica Stapf. などの地上茎 【性味】辛・微苦，温 【帰経】肺・膀胱 【効能】発汗解表・宣肺平喘・利水消腫・温散寒邪

綿茵蔯（めんいんちん）☞ 茵蔯

木鼈子（もくべつし）【基原】ウリ科ニガウリ属植物 Momordica cochinchinensis Spr. の種子 【性味】苦・微甘，温，有毒 【効能】消腫散結攻毒

没薬（もつやく）【基原】カンラン科 Commiphora myrrha Engl などの樹脂 【性味】辛・苦，平 【帰経】心・肝・脾 【効能】活血止痛・消腫生肌

《ヤ行》

射干（やかん）【基原】アヤメ科ヒオウギ Belamcanda chinesis DC. の根茎 【性味】苦，寒 【帰経】肺 【効能】清熱解毒・祛痰利咽

益知仁（やくちにん）【基原】ショウガ科ハナミョウガ属植物 Alpinia oxyphylla Miq. の果実 【性味】辛，温 【帰経】脾・腎 【効能】温脾開胃摂涎・温腎固精縮尿

雄黄（ゆうおう）【基原】硫化砒素鉱 Realgar 【性味】辛・苦，温，有毒 【帰経】心・肝・腎 【効能】攻毒燥湿殺虫・祛痰截瘧定驚

薏苡仁（よくいにん）【基原】イネ科ハトムギ Coix lacryma-jobi L. var. ma-yuen Stapf の種皮を除いた種子 【性味】甘・淡，微寒 【帰経】脾・胃・肺 【効能】利湿健脾・利湿除痺・清熱排膿

《ラ行》

萊菔子（らいふくし）【基原】アブラナ科ダイコン Raphanus sativus L. の種子

【性味】辛・甘, 平　【帰経】脾・胃・肺　【効能】消食除脹・降気化痰

竜葵（りゅうき）　【基原】ナス科イヌホオズキ Solanum nigrum L. の全草　【性味】微苦, 寒, 小毒　【帰経】肺・膀胱　【効能】清熱解毒・活血消腫・利尿通淋

劉寄奴（りゅうきど）　【基原】キク科ヨモギ属植物 Artemisia anomala S. Moore の全草　【性味】苦, 温　【帰経】心・肝・脾　【効能】破血通経・散瘀止痛・消食化積

竜骨（りゅうこつ）　【基原】大型哺乳動物の化石　【性味】甘・渋, 微寒　【帰経】心・肝　【効能】鎮心安神・平肝潜陽・収斂固渋

竜脳（りゅうのう）（氷片）　【基原】フタバガキ科リュウノウジュ Dryobalanops aromatica Gaertin. f. の天然結晶あるいは加工品　【性味】辛・苦, 微寒　【帰経】心・脾・肺　【効能】開竅醒神・清熱止痛

霊芝（れいし）　【基原】サルノコシカケ科マンネンタケ Ganoderma lucidum (Leyss. ex. Fr.) Karst., 紫芝 Ganoderma senense Zhao. の全株　【性味】甘, 平　【帰経】心・肝・肺　【効能】養心安神・止咳平喘・補気養血

連翹（れんぎょう）　【基原】モクセイ科レンギョウ Forsythia suspensa (Thunb.) Vahl などの果実　【性味】苦, 微寒　【帰経】肺・心・胆　【効能】清熱解毒・消癰散結

鹿角（ろっかく）　【基原】シカ科マンシュウジカ Cervus nippon Temminck, マンシュウアカジカ C. elaphus L. などの雄鹿の硬化した骨質の角　【性味】鹹, 温　【帰経】肝・腎　【効能】補腎助陽

鹿角膠（ろっかくきょう）　鹿角を煮つめた膠（☞鹿角）【性味】甘・鹹, 温　【帰経】肝・腎　【効能】補肝腎・益精血

露蜂房（ろほうぼう）　【基原】スズメバチ科キホシアシナガバチ Polistes mandarinus Saussure などの巣　【性味】甘, 平, 小毒　【帰経】胃・肝　【効能】攻毒祛風・殺虫止痛

［参考］
『高等中医薬院校教学参考叢書・中薬学（第2版）』（顔正華主編・人民衛生出版社）
『中薬大辞典』（江蘇新医学院編・上海人民出版）

# 索 引

## あ

悪性リンパ腫 ……………… 157

## い

胃がん ……………… 73, 76
引火帰源 ……………… 48
因人因地 ……………… 5
インターフェロン ……………… 137
陰陽五行学説 ……………… 34
陰陽論 ……………… 34

## う

烏頭 ……………… 62, 63, 130
雲南白薬 ……………… 110

## え

MDS ……………… 158, 160

## お

黄耆 ……………… 47, 63
黄精 ……………… 47, 63
王不留行 ……………… 130

## 瘀血

瘀血 ……………… 45, 113
瘀血型 ……………… 46, 47, 61
温滋潜陽法 ……………… 47, 48, 63
温潜法 ……………… 47, 48, 63

## か

化学療法 ……………… 24
膈 ……………… 18
何首烏 ……………… 47, 63
莪朮 ……………… 47, 62, 113
葛根 ……………… 47, 63
栝楼 ……………… 47, 62
肝がん ……………… 140, 143
がん幹細胞 ……………… 9, 25
関前の短脈 ……………… 64, 70, 169
甘草 ……………… 64
肝臓がん ……………… 137
寒毒 ……………… 10, 62

## き

気滞 ……………… 11, 18, 22
気詰まり ……………… 12, 18
姜 ……………… 62
虚陽上浮 ……………… 47, 48, 63
金銭草 ……………… 47, 62

## く

駆瘤膏ⅡA ································ 52
駆瘤膏Ⅳ ································· 52
黒焼 ···································· 50

## け

桂 ····································· 62
鶏血藤 ································· 163
鶏屎藤 ································· 163
外科手術 ······························· 23
血瘀 ································ 11, 22
血府逐瘀散 ···························· 142
玄参 ································ 47, 63

## こ

紅花 ································· 47, 62
五行学説 ······························· 35
骨髄異形成症候群 ············ 158, 160
五味 ··································· 15

## さ

砕塊方 ····················· 88, 100, 131
砕塊方Ⅱ ······························· 131
酸棗仁 ·························· 48, 63, 64
酸棗仁湯 ·························· 64, 169
三藤湯 ································· 163
散薬 ······························· 50, 71
三稜 ··························· 47, 62, 113

## し

地黄 ································ 47, 63
子宮頸がん ······················ 113, 120
子宮体がん ······················ 113, 123
紫荊皮 ································· 82
四診 ································ 40, 61
四神丸 ································ 125
磁石 ··································· 47
七洗い呉茱萸 ···················· 62, 113
蛭桂散 ································· 97
湿邪 ································ 11, 22
失笑散 ···················· 47, 62, 89, 113
修治 ··································· 50
縮尿散 ································ 162
焦三仙 ································· 89
常春藤 ································ 163
食事療法 ······························· 55
紫霊芝 ································· 50
心腎相交 ······························· 34
心腎不交 ······························· 34
腎臓がん ······················ 151, 152, 154
身土不二 ······························· 5

## す

随証治療 ······························· 41
膵臓がん ······················· 147, 148
睡眠 ··································· 65

## せ

- 清熱解毒薬 ･･･････････････････ 62
- 石見穿 ････････････････････････ 140
- 舌診 ･･････････････････････････ 66
- 川芎 ･･････････････････････････ 64
- 川牛膝 ･･････････････････ 47, 62, 113
- 全虫炭 ････････････････････････ 88
- 先標後本 ････････････････････････ 47
- 前立腺がん ･･････････････ 129, 130, 133
- 前立腺C方 ･･････････････････････ 130

## そ

- 草荷車 ･･････････････････････ 47, 62
- 蚤休 ･･･････････････････ 82, 113, 158
- 相剋 ･･････････････････････････ 39
- 相生 ･･････････････････････････ 39

## た

- 大腸がん ･････････････････････ 101
- 沢蘭 ･････････････････････････ 47, 62
- 痰飲 ･･････････････････ 11, 22, 46, 61
- 痰塊型 ･･･････････････････ 46, 47, 61
- 胆気不足 ･･･････････････････ 64, 169
- 胆怯 ･･････････････････････ 64, 169
- 炭薬 ･････････････････････････ 50

## ち

- 知母 ･････････････････････････ 64

## 

- 中医火神派 ････････････････････ 48, 49
- 虫垂がん ･･････････････････････ 103
- 直腸がん ･･････････････････････ 106
- 鎮痛膏 ････････････････････････ 96

## つ

- 再発不安 ･･････････････････････ 64
- 通関散 ････････････････････････ 133

## て

- TNM分類 ･･････････････････････ 53
- 定喘膏 ･･････････････････････ 52, 97
- 蒂蘑子 ･･････････････････････ 47, 62
- 天葵子 ････････････････････････ 82
- 田七末 ･･････････････････････ 47, 62
- 天南星 ･･････････････････････ 47, 62
- 天門冬 ･･････････････････････ 47, 63

## と

- 冬夏散 ････････････････････････ 93
- 統合医学 ･･････････････････････ 43
- 冬虫夏草 ･･････････････････････ 51
- 桃仁 ････････････････････････ 47, 62
- 同病異治 ･･････････････････ 42, 45
- 菟絲子 ･･････････････････････ 47, 63

## な

- 軟膏 ･･････････････････････････ 51

## に

乳がん……………………… 81, 83, 86
乳香………………………… 47, 62
乳Ｃ方……………………… 82
人参………………………… 47, 63

## は

肺がん……………………… 91, 92, 94, 98
貝母………………………… 47, 62
白喉吹散…………………… 165
白毛藤……………………… 73, 148
麦門冬……………………… 47, 63
巴戟天……………………… 48
八月札……………………… 113, 130
菝葜………………………… 47, 62, 113, 148
馬藺子……………………… 82
半夏………………………… 47, 62
半枝蓮……………………… 47, 62, 92
半辺蓮……………………… 47, 62

## ひ

冷え………………………… 12
白花蛇舌草… 47, 62, 73, 82, 102, 140
標治………………………… 52
標治法……………………… 47

## ふ

不安感……………………… 48

## 

茯神………………………… 48, 63
茯苓………………………… 64
附子………………………… 47, 62
噴門がん…………………… 77

## へ

弁証………………………… 40
弁証論治…………………… 41, 61
便秘………………………… 65

## ほ

放射線療法………………… 25
方証一致…………………… 41
方病相対…………………… 41
炮附子……………………… 63, 130
補気血膏…………………… 52
牡蛎………………………… 47
本治………………………… 52
本治法……………………… 47

## み

脈診………………………… 68

## め

免疫膏……………………… 52
免疫療法…………………… 26, 57

## も

木鼈子 … 74
没薬 … 47, 62

## ら

卵巣がん … 113
卵巣明細胞腺がん … 115

## り

裏寒 … 11
理気活血膏 … 52

## 竜

竜葵 … 47, 62, 130, 152
劉寄奴 … 130
竜骨 … 47

## れ

冷飲食 … 56

# あとがき

　本文中に書かせていただいた老中医たち以外にも，多くの先人たちからたくさんのことを学ばせていただき，幸せな人生であったと感謝しています。外科医から中国医学を専門とする立場に変えるにあたり，家内や家族にも大きなバックアップをしていただき同じく感謝に堪えません。

　近年は特にがんをはじめとする難治性疾患の治療にその重点を置き，いまだ不十分ながら，それなりの効果を上げることができていると感じています。がんの種類別に解毒系生薬と温裏薬を配慮することは必要なことで，本書ではその一端をお示しすることができたと思っています。

　ただ，生薬の市場価格が非常に高騰してきており，もっと国内生産を増やす方途を取っていかなければ，今後，生薬での治療は困難になるばかりと思われます。縁ある若い方たちが大分県や茨城県で漢方生薬の栽培に成功しており，今後いっそうこういう動きが増えていくことを期待したいと思っています。

2015年1月<br>
著者

【略歴】小髙修司（こたか・しゅうじ）

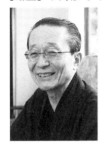

1971年東京医科歯科大学医学部卒業。医学博士。東京医科歯科大学・国立がんセンター・東京都立豊島病院で，外科医として頭頸部領域のがん患者の治療に専念。その治療経験から，西洋医学のがん治療のあり方に疑問を持ち，診療・研究のかたわら全人的思考法に惹かれ中国医学を学ぶ。1988年都立豊島病院東洋医学専門外来初代医長に就任。都の姉妹都市である北京市より派遣された8人の中医師より個人指導を受け，外来診療を通して中国医学の診断法および用薬法を学ぶ。1993年中国医学による専門医療を目的とする中醫クリニック・コタカを開業。

---

再発させないがん治療　～中国医学の効果～

2015年2月6日　　第1版　第1刷発行

- ■著　　者　小髙　修司
- ■発行者　井ノ上　匠
- ■発行所　東洋学術出版社

（本　　社）〒272-0822　千葉県市川市宮久保3-1-5
（販　売　部）〒272-0823　千葉県市川市東菅野1-19-7-102
　　　　　　電話 047(321) 4428　FAX 047(321) 4429
　　　　　　e-mail：hanbai@chuui.co.jp
（編　集　部）〒272-0021　千葉県市川市八幡2-11-5-403
　　　　　　電話 047(335) 6780　FAX 047(300) 0565
　　　　　　e-mail：henshu@chuui.co.jp
（ホームページ）http://www.chuui.co.jp/

カバーデザイン・イラスト───岡本愛子
印刷・製本───モリモト印刷株式会社
◎定価はカバーに表示してあります　　◎落丁，乱丁本はお取り替えいたします

2015 Printed in Japan ©　　　　ISBN978-4-904224-33-5　C3047

中医学の魅力に触れ，実践する

# [季刊] 中医臨床

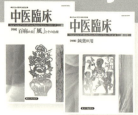

- ●定　　価　本体1,571円＋税（送料別 210円）
- ●年間予約　本体1,571円＋税　4冊（送料共）
- ●3年予約　本体1,429円＋税　12冊（送料共）

### ●——中国の中医に学ぶ

現代中医学を形づくった老中医の経験を土台にして，中医学はいまも進化をつづけています。本場中国の経験豊富な中医師の臨床や研究から，最新の中国中医事情に至るまで，編集部独自の視点で情報をピックアップして紹介します。翻訳文献・インタビュー・取材記事・解説記事・ニュース……など，多彩な内容です。

### ●——湯液とエキス製剤を両輪に

中医弁証の力を余すところなく発揮するには，湯液治療を身につけることが欠かせません。病因病機を暮らかにして治法を導き，ポイントを押さえて処方を自由に構成します。一方エキス剤であっても限定付ながら，弁証能力を向上させることで臨機応変な運用が可能になります。各種入門講座や臨床報告の記事などから弁証論治を実践するコツを学べます。

### ●——古典の世界へ誘う

『内経』以来2千年にわたって連綿と続いてきた古典医学を高度に概括したものが現代中医学です。古典のなかには，再編成する過程でこぼれ落ちた智慧がたくさん残されています。しかし古典の世界は果てしなく広く，つかみどころがありません。そこで本誌では古典の世界へ誘う記事を随時企画しています。

### ●——薬と針灸の基礎理論は共通

中医学は薬も針も共通の生理観・病理観にもとづいている点が特徴です。針灸の記事だからといって医師や薬剤師の方にとって無関係なのではなく，逆に薬の記事のなかに鍼灸師に役立つ情報が詰まっています。好評の長期連載「弁証論治トレーニング」では，共通の症例を針と薬の双方からコメンテーターが易しく解説しています。

ご注文はフリーダイヤルFAXで
**0120-727-060**

**東洋学術出版社**

〒272-0823　千葉県市川市東菅野1-19-7-102
電話：（047）321-4428
E-mail：hanbai@chuui.co.jp
URL：http://www.chuui.co.jp